JN094875

在宅看護技術

ナースポケットブック

| 編集 |

角田直枝

常磐大学看護学部・大学院 教授
茨城県立中央病院 がん看護専門看護師

Gakken

編集・執筆者一覧

◆◆ 編集

角田直枝 　常磐大学看護学部・大学院 教授
　　　　　茨城県立中央病院 がん看護専門看護師

◆◆ 執筆 (執筆順)

角田直枝 　常磐大学看護学部・大学院 教授
　　　　　茨城県立中央病院 がん看護専門看護師

鈴木真由美 　茨城県立中央病院・茨城県地域がんセンター

後藤茂美 　公益社団法人山梨県看護協会
　　　　　貢川訪問看護ステーション

川並和恵 　公益社団法人茨城県看護協会
　　　　　土浦訪問看護ステーション

青根ひかる 　社会医療法人誠光会
　　　　　草津市訪問看護ステーション

高橋洋子 　公益財団法人日本訪問看護財団
　　　　　おもて参道訪問看護ステーション

廣瀬智子 　社会医療法人恒貴会
　　　　　訪問看護ステーション愛美園 看護係長

大塚美佐子 　社会医療法人恒貴会
　　　　　訪問看護ステーション愛美園

(敬称略)

はじめに

　2010 年にわが国の高齢化率 21％を超え，すでに超高齢社会となった．2040 年代には，年間死亡者数が 160 万人以上になると推測されている．そうした時代では，人は慢性疾患や障害と長く付き合い，身近な人の死に接する機会が多くなるであろう．

　在宅看護は在宅医療の推進のもと，30 年あまりで急速に変化を遂げてきた．1992 年に訪問看護制度が施行されて以降，2000 年に介護保険制度が始まり，2006 年には訪問看護認定看護師が誕生した．制度や報酬も在宅看護の発展をあと押しし，在宅療養者も年々増加してきた．

　訪問看護師がかかわる在宅療養者は，年齢や疾患などはさまざまであるが，その多くは食事・清潔・排泄・移動などの日常生活動作に介助を要し，また，呼吸や循環に関連する疾患をもつことが多い．このような在宅療養においては，日常生活が変わりなく維持できることが療養者のみならず家族・介護者にとっても大きな願いである．そのためには，訪問看護師の専門的な技術や的確な判断による，健康の維持増進と異常の早期発見が必須といえる．

　本書では，在宅療養者の多くに共通する次の 3 つのケアに焦点をあてて，そこに関連する専門的な技術を写真や図表を数多く提示してわかりやすく解説した．外的刺激から身を守り，安全と清潔を維持するために重要である「スキンケア」，健康維持には必須である「栄養摂取のためのマネジメント」，そして生命維持に直結する呼吸が適切にしかも苦痛なくできることをめざした「呼吸ケア」，これらが確実に実施されることによって，療養者の生活は安心なものとなるであろう．

新人看護師はもちろんのこと，ベテラン看護師まで，臨床の看護師は誰もが独自に"マイノート"を作成している．ポケットブックシリーズは，その"マイノート"の土台を提供しようというコンセプトである　必要な知識や各施設共通の事項などは初めから盛り込んでおき，そこに読者それぞれが自施設の方法や自身に必要な知識を加えていくものである．ポケットサイズで"本当に使える"マニュアル本となるよう，項目は臨床の第一線にいる看護師によるセレクトにより無駄のないよう集約したので，ぜひ．活用してほしい．

常磐大学看護学部・大学院 教授
茨城県立中央病院 がん看護専門看護師
角田直枝

Contents

第1章 在宅看護の基礎知識

第2章 在宅療養生活を支える看護技術

2. 在宅で行う栄養ケアマネジメント

3. 在宅で行う呼吸ケア

Column

本書の特徴と活用法

- 本ポケットブックは、「第1章　在宅看護の基礎知識」と「第2章　在宅療養生活を支える看護技術」の2部構成になっています。
- 第2章では、訪問看護師が必ず行い、かつその生活環境で提供するには迷うことも多い看護技術のうち、皮膚ケア、栄養管理、呼吸管理の3分野に焦点を絞り解説しています。
- 施設ごとで個別性の高い治療やケアなどの項目は、自施設（ステーション）の方法を書き込めるように空欄にしています。
- ケアや治療について、ご利用者様ごとの方法や特徴が書き込めます。あなたに必要なこと、ご利用者様に必要なことを、自分の言葉で書き加えて、あなただけの1冊に育ててください。

自施設の決まりごとや実施時のポイントを書き込もう！

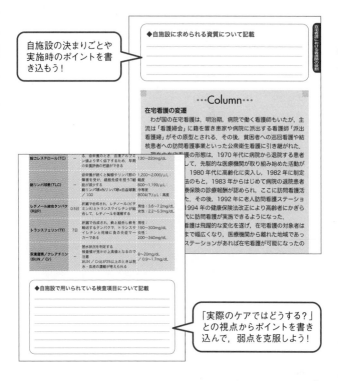

···Column···

在宅看護の変遷

わが国の在宅看護は、明治期、病院で働く看護婦もいたが、主流は「看護婦会」に籍を置き患者や病院に派遣する看護師「派出看護婦」がその原型とされる。その後、貧困者への巡回看護や結核患者への訪問看護事業といった公衆衛生看護に引き継がれた。現在の在宅看護の形態は、1970年代に病院から退院する患者に対して、先駆的な医療機関が取り組み始めた活動が…
1980年代に高齢化に突入し、1982年に制定…法のもと、1983年からはじめて病院の退院患者…保険の診療報酬が認められ、ここに訪問看護活…た。その後、1992年に老人訪問看護ステーショ…1994年の健康保険法改正により高齢者にかぎら…代に訪問看護が実施できるようになった。
…看護は飛躍的な変化を遂げ、在宅看護の対象者は…まで幅広くなり、医療機関から離れた地域であっ…ステーションがあれば在宅看護が可能になったの

			130～220mg/dL
総コレステロール (TC)		を、低栄養のとき 血清アルブミンより早く低下するため、早期の栄養評価の把握ができる	
総リンパ球数 (TLC)		低栄養が続くと傷害でリンパ球の障害を受け、過敏免疫を担う T細胞 数/リンパ球×白血球数 / 100	1,200～2,000/μL: 軽度 800～1,199/μL 中等度 800以下/μL: 高度
レチノール結合タンパク (RBP)	0.5日	肝臓で合成され、レチノール(ビタミン-A)とトランスサイレチンが結合して、レチノールを運搬する	男性: 3.6～7.2mg/dL 女性: 2.2～53mg/dL
トランスフェリン (Tf)	7日	肝臓で合成され、鉄と結合し血を精送するタンパクで、トランスサイレチンと同様な負荷マーカーである	男性: 190～300mg/dL 女性: 200～340mg/dL
尿素窒素／クレアチニン (BUN／Cr)		腎機能を判定する 検査値が見かけ上高値となるので注意 BUN／Cr比が25以上のときは脱水・血液の濃縮が考えられる	8～20mg/dL 0.9～1.7mg/dL

◆自施設で用いられている検査項目について記載

「実際のケアではどうする？」との視点からポイントを書き込んで、弱点を克服しよう！

第1章

在宅看護の基礎知識

在宅看護における看護師の役割

目的

* 在宅医療の意義と必要性を把握し，在宅看護における看護師が果たすべき役割を理解する.
* 在宅看護を担う看護師に求められる資質を理解し実践する.

在宅看護とは

● 在宅看護とは，看護師などが居宅を訪問し，主治医の指示や連携により行う看護（療養上の世話または必要な診療の補助）である.

● 在宅看護は，人々が生活している居宅において看護を行うものであり，予防的ケアから健康の維持回復をめざすケア，そして安らかな死に至るまでの終末期ケアまで，幅広い健康レベルを対象とした看護である.

● 在宅看護を行う居宅は，人々の**生活の場**であることから，気候・風土・文化・政治・経済・教育といった地域の特殊性によって影響を受け，多彩な様相を呈す.

● 地域には在宅看護を提供する訪問看護ステーションや診療所などの組織のほかに，さまざまな保健・医療・福祉にかかわる機関が点在する. そのため，各機関はネットワークを広げ，一人ひとりの患者を支えていくことが求められる.

● このような視点からは，患者のみならず，在宅看護を提供する組織を含む地域ケアサービスのシステムもまた地域の一部である（**図1**）.

● 在宅看護は，病院・施設内看護と異なる点が多い. **看護全般との共通性を保ちつつ，在宅看護の特殊性**を十分理解し，社会の変化に応じた在宅看護を創造し続けることが求められている.

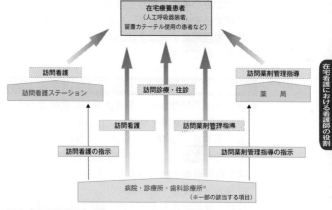

図1 ◆在宅医療のしくみ

文献1)をもとに作成

在宅看護における看護師の役割

- 在宅看護は，患者の健康の回復と維持増進，また，平和な死に寄与する．

  そのために，患者が必要とする医療とその人自身の生活が，共存できるように援助することが必要である．これは他の看護領域と共通する点ではあるが，在宅看護の場合，行われる場が医療機関ではないことから，まずは必要な医療が在宅で適切に実施できるための医療専門家でなければならない．

- これらの在宅医療はその人の**生活の一部**であるため，看護師は**日常生活の援助者の役割**ももつ．日常生活の援助は，その人の能力を最大限に発揮し，QOLを高めるように行う．

- 日常生活は24時間絶え間なく続くことから，日常生活の援助の直接的実施者は看護師でない場合が多い．したがって，看護師は家族や他のチームメンバーを指導・支援しながら，生活の援助を行うことが大切である．

- 多職種が関与する在宅ケアチームのなかで，看護

師は診療の補助と日常生活の援助の視点をもつことができる職種である．したがって，在宅看護では，看護師はチーム全体の調整者としての役割が大きいのである．

在宅看護を担う看護師に求められる資質

- 在宅看護の特徴から，看護師が常に**訪問者（ゲスト）の立場**で看護を提供し，しかも他の多くの職種・事業者と連携をとりながら患者を支えていく．そのために，在宅看護を担う看護師には次のような**資質が求められる**と考える．

①社会人としてのマナー

挨拶と返事がきちんとでき，訪問・接客・電話対応のマナーを守ることができる．

②周囲と協調・協働する姿勢

協働する他者の存在を常に意識し，相手に感謝の気持ちをもち，それを表現できる．

- 上記の内容は，看護以前の問題ではあるが，在宅では，これらのことに問題があると看護を提供する機会さえ得られない．実際に看護師のマナーや態度が不適切で訪問看護を断られることがあるので，個人的に気をつけるだけでなく，組織として一定の水準が保てるような教育が重要と考える．

- 訪問看護とは，看護師などが療養者の生活の場へ直接訪問し，看護ケアの提供，自立への援助と促進を行うサービスである．最近では病院・施設からの退院・退所時は，病院・施設内で行われていた看護情報をサマリーやクリティカルパスとして訪問看護事業所に情報提供することが多く，病気や障害をもった療養者が，住み慣れた地域や自宅で療養生活を送れるよう支援している．

- 訪問看護の対象者は高齢者だけではなく，近年では小児や精神疾患の利用者も増加し，日常生活の全体像をふまえた総合的なサービスを提供するこ

とが求められる．また，療養者に合わせた介護保険や障害者福祉などの社会制度の紹介も求められるため，知識の習得も必須である．

◆自施設に求められる資質について記載

•••Column•••

在宅看護の変遷

　わが国の在宅看護は，明治期，病院で働く看護師もいたが，主流は「看護婦会」に籍を置き患家や病院に派出する看護師「派出看護婦」がその原型とされる．その後，貧困者への巡回看護や結核患者への訪問看護事業といった公衆衛生看護に引き継がれた．

　現在の在宅看護の形態は，1970年代に病院から退院する患者への継続看護として，先駆的な医療機関が取り組み始めた活動が元になっている．1980年代に高齢化に突入し，1982年に制定された老人保健法のもと，1983年からはじめて病院の退院患者の訪問看護に医療保険の診療報酬が認められ，ここに訪問看護活動が制度化された．その後，1992年に老人訪問看護ステーションが創設され，1994年の健康保険法改正により高齢者にかぎらず，すべての年代に訪問看護が実施できるようになった．

　こうして在宅看護は飛躍的な変化を遂げ，在宅看護の対象者は小児から高齢者まで幅広くなり，医療機関から離れた地域であっても，訪問看護ステーションがあれば在宅看護が可能になったのである．

◆引用・参考文献
1) 厚生労働省：医療と介護の連携．中央社会保険医療協議会総会（第185回）資料，2011
　　https://www.mhlw.go.jp/stf/shingi/ 2r985200000
　　105vx.html より2021年6月1日検索

患者・家族と在宅看護

目的

* 在宅看護の対象となる現在の家族および在宅看護の対象者の動向を把握しておく.
* 訪問看護ステーションの利用者の主傷病を理解する.
* 看護師は家族を全体としてとらえることを理解する.

在宅看護への需要の増加

● 社会の高齢化が加速するなか,在宅看護への需要は増加している.従来のように病気の治療を終えて退院するのではなく,**在宅療養を前提とした早期退院**が国の施策として推し進められている.

● しかし,医療依存度の高い患者や核家族化・単身世帯の増加により,在宅療養を支えてくれる介護者がいないケースが増えており,在宅医療介護へのニーズも多様化している.

● 訪問看護の利用者が増えている一方,在宅医療介護の現場では**人手不足**が大きな問題となっており,超高齢社会を迎え大きな社会問題となっている.

● 厚生労働省による訪問看護事業所の看護職員需給見通し試算では,1人の看護師が超過勤務10時間以内/月,有給休暇5日/年を取得する場合,2025年までに12万人必要としている.現状(2018年)の看護職員数約5万人から,少なくとも倍増ないしそれ以上の人材確保が求められる.

在宅看護における患者・家族の特徴

● 在宅看護を受ける患者は,在宅で医療を継続する必要がある対象者であり,患者にとって必要な医療は非常に幅広いものである.

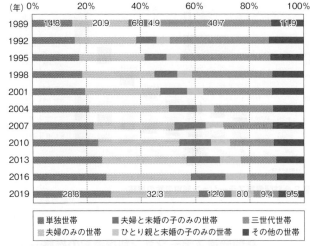

資料：厚生労働省政策統括官付参事官付世帯統計室「国民生活基礎調査」

（注）1. 1995（平成 7）年の数値は，兵庫県を除いたものである．
　　　2. 2016（平成 28）年の数値は，熊本県を除いたものである．

図 1 ◆ 65 歳以上の人のいる世帯の世帯構造の推移

文献 1）をもとに作成

以下，現在の家族および在宅看護の対象者を各調査結果から概観していく．

家族の動向

● わが国の家族の動向をみると，全世帯に対し，65 歳以上の高齢者がいる世帯数の割合は 48.9%（2018 年）である．

● さらに，**65 歳以上のみの世帯は概ね増加傾向に**ある．また，住環境や労働環境の変化の影響を受けて，どの年代にかぎらず，**単独世帯，夫婦のみの世帯が増加**している（**図 1**）．そして，女性の就労や社会進出も広がり，介護を家族で行うことが難しくなっている．

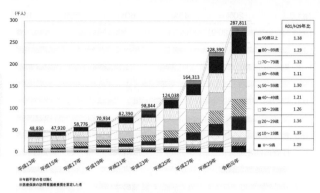

（千人）

	R01/H29年比
90歳以上	1.38
80〜89歳	1.29
70〜79歳	1.32
60〜69歳	1.11
50〜59歳	1.30
40〜49歳	1.21
30〜39歳	1.26
20〜29歳	1.36
10〜19歳	1.35
0〜9歳	1.29

48,830　47,920　58,776　70,934　82,390　98,844　124,038　164,313　228,390　287,811

平成13年　平成15年　平成17年　平成19年　平成21年　平成23年　平成25年　平成27年　平成29年　令和元年

※年齢不詳の者は除く
※医療保険の訪問看護療養費を算定した者

図2 ◆訪問看護ステーション利用者数の推移

文献2）をもとに作成

訪問看護ステーション利用者数の推移………

- 2019年の介護サービス施設・事業所調査によると，訪問看護ステーションの利用者の年齢構成では，**高齢者が半数以上である（図2）**．とくに70歳以上の高齢者と，乳幼児を含む30歳未満の若年層の利用者が増加している．
- 介護保険・医療保険別では，**約7割が介護保険**で訪問看護を利用しているが，介護保険での利用者にも医療処置の必要な利用者は多い．
- 2019年9月中の訪問看護ステーションの利用者の状況（健康保険のみ利用者は除く）をみると，利用者1人当たり訪問回数は，介護予防サービスでは4.8回，介護サービスでは6.3回となっている．利用者1人当たり訪問回数を要介護（要支援）度別にみると，「要介護5」が8.3回と最も多く，**要介護度が高くなるに従い訪問回数が多くなっている**．

訪問看護ステーション利用者の主傷病………

- 2019年の訪問看護ステーションの利用者の主傷

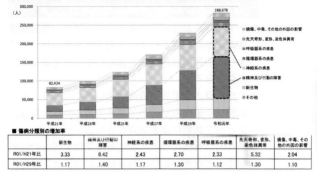

■ 傷病分類別の増加率

	新生物	精神及び行動の障害	神経系の疾患	循環器系の疾患	呼吸器系の疾患	先天奇形、変形、染色体異常	損傷、中毒、その他の外因の影響
R01/H21年比	3.33	6.42	2.43	2.70	2.33	5.32	2.04
R01/H29年比	1.17	1.40	1.17	1.30	1.12	1.30	1.10

図3 ◆ 訪問看護ステーション利用者の主傷病の推移

文献2)をもとに作成

病は,「精神及び行動の障害」と「神経系の疾患」がそれぞれ約3〜4割を占め,次いで「悪性新生物」が約1割である.

● 訪問看護ステーションの利用者の主傷病の10年間の推移をみると,「精神及び行動の障害」が最も多く,次いで「神経系の疾患」であり,特に増加率が高いのは「精神及び行動の障害」「先天性奇形,変形,染色体異常」である(**図3**).

訪問看護の看護内容

● 訪問看護の内容は,病状観察,本人の療養指導,リハビリテーション,介護指導,身体の清潔等である.

● 訪問看護の内容で**医療処置**については,服薬管理が最も多く,浣腸・摘便,褥瘡の予防,緊急時対応,膀胱留置カテーテルの交換・管理,褥瘡以外の創傷部の処置が挙げられる.

● なお,訪問看護においては,**利用者宅への訪問時間以外の準備・移動・記録・ケアカンファレンス等に多くの時間を要している**.

在宅看護における家族のとらえ方

- 居宅で看護が提供される在宅看護では，**患者を家族のなかの存在としてみる視点**が求められる．つまり，看護師は**家族を全体としてとらえる視点**が必要となる．

- また，身近な家族は**介護の担い手**でもあり，患者の病状や生活の変化の観察者であるため，看護師にとって非常に重要な存在となる．

- 施設内の看護に比べて在宅看護では家族への配慮が重要となる．家族は看護師にとってケアの対象者でもあり，ケアチームの一員でもあるととらえるとよい．

- しかし，家族と患者自身は，**ケアの送り手と受け手という相反する立場**ともいえる．そのため，率直に意見を言えないことや，お互いに相手が思っていることを誤解するような場合もある．看護師は，常に患者と家族の双方の QOL を尊重する姿勢が必要となる．

◆引用・参考文献
1) 厚生労働省：令和 2 年版厚生労働白書．p71.
https://www.mhlw.go.jp/wp/hakusyo/kousei/19/dl/1-01.pdf より 2021 年 6 月 1 日検索
2) 厚生労働省：在宅医療（その 2）．中央社会保険医療協議会 総会（第 434 回）議事次第資料，2019.
https://www.mhlw.go.jp/stf/shingi2/0000212500_00049.html より 2021 年 6 月 1 日検索

Memo

....

....

....

....

....

在宅看護における病院との連携

目的

* 継続看護の必要性を理解する.
* 退院前後の患者の不安や困り事, 退院当日に訪問の必要があった利用者の介護の状況を把握する.

病院との連携 (継続看護と退院支援)

継続看護

- 継続看護とは, 1969 年に ICN (International Council of Nurses : 国際看護師協会) において「その人にとって, 最も適切な時期に最も適切なところで, 最も適切な人によってケアされるシステムである」と定義された.

- 治療継続の必要性から医療機関に長期入院する場合を除き, 大半の患者は入院ののち, もとの生活, つまり在宅に戻っていく. 現在入院期間は著しく短縮され, **全病院の平均在院日数は約 30 日前後**である. 急性期医療を主体とする医療機関では平均在院日数が 14 日以内の施設も少なくない.

- このような現状では, 在宅療養に必要な知識や技術を, 患者・家族が入院期間中に習得することは困難といえるだろう. また, 退院後通院する外来看護においても, 看護職員の配置や業務内容から, 個別の療養指導は難しいと言える.

- 退院後の療養生活が安定するまでの**継続看護**として, 訪問看護の利用は効果的である. 訪問看護師が入院中の患者の病床に訪問し, 医療チームとのカンファレンスや共同指導を行い, 在宅療養への移行をスムーズにする. これらの活動には診療報酬が設定されており, 条件に該当すれば継続看護に診療報酬の算定が可能である.

- 在宅療養者が医療機関に入院する際も, 在宅看護

11

の担当者から得られる患者の在宅療養に関する情報は、入院中の援助方法や退院指導に有効な情報である。入退院など対象者の移動により、看護の担当者が代わるときには必ず看護が継続されるように、看護師どうしが連携をとって責任を果たしていく。このように、看護師の継続看護により、退院時から在宅療養を支えるしくみが求められている。

退院支援

- 在宅看護に移行する退院時は、療養者、家族とも在宅生活に対する不安は強い（**図1**）。
- 退院前後の患者の不安や困り事は、①疾患・治療への対応について、②医療処置について、③日常生活上のことについて、④在宅サービスについてなどが挙げられる。とくに、入院中に具体的な状況を想像しにくいことは、退院後に不安が大きくなることが予想される。
- 療養者が望む療養生活を送るためには、病院と訪問看護ステーション双方の看護師の役割が重要になってくる。

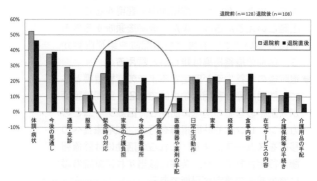

図1 ◆患者が退院前後で「不安・困り事」を有する割合

文献1) をもとに作成

● 退院支援とは，**退院計画をスムーズに実行できる**
よう多職種が行うチームアプローチである．医療
費を抑制するための在院日数の短縮化と在宅医療
の推進の目的で，1990 年代後半より，病院にも
退院支援部署が設置されるようになった．

● 2006 年には「良質な医療を提供する体制の確立
を図るための一部を改正する法律」（改正医療法）
が施行され，患者や家族が安心して在宅療養する
ために病院，施設を退院するときには，保健，医
療，福祉サービスとの連携を図り，患者が適切な
環境の下で療養を継続することができるよう配慮
するように，と**病院の責務**が明記された．

● 2010 年の厚生労働省「訪問看護事業所の基盤強
化に関する調査研究事業」報告書（全国の訪問看
護事業所 1,205 か所調査結果）によると，「退
院・退所前の事前指導は，約 4 割の利用者に行
われているとともに，退院当日の訪問も 1 割か
ら 3 割の利用者に行われていること，さらに，
退院退所後の 1 週間に週 4 回以上の訪問看護を
行った，もしくはそれが必要と考えられる利用者
は併せて 2 割以上いることが明らかになった」と
述べられている．これは，訪問看護が退院直後か
ら必要な利用者が多く，安心して在宅へ移行する
ためには，訪問看護が重要な役割を果たしている
ことを示している．

● 退院当日に訪問が必要であった利用者の介護状況
は「介護できる人はいない」23.4％，世帯の状況
は「独居」が 26.4％であった（**図2**）．

● 日中の状況については「日中独居」は 34.7％，利
用者・家族の困りごとは，「体調・病状」80.5％，
「緊急時の対応」54.2％，「服薬」51.3％であっ
た．

● 退院当日に訪問が必要であった利用者の介護者の状況
（n＝478）

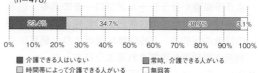

● 退院当日に訪問が必要であった利用者の世帯の状況
（n＝478）

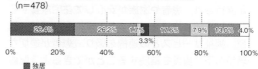

● 退院当日に訪問が必要であった利用者の日中の状況
（n＝478）

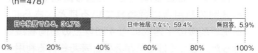

● 退院当日に訪問が必要であった利用者・家族の困りごとや心配ごと
（n＝478）

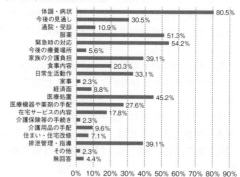

図2◆退院当日に訪問の必要があった利用者の介護の状況

文献1）をもとに作成

退院調整看護師 ·····················

- 退院調整看護師は，病院などで患者の退院に向けたサポートを専門的に行う.
- 退院調整看護師は医師と協働して治療方針を確認し，患者と家族の要望を聞き，在宅で安心して療養できるよう訪問看護導入の要否を検討する.
- 入院前の外来・在宅〜入院中〜退院後の外来・在宅まで，切れ目ない支援が重要であることから，2018年度診療報酬改定において，「退院支援加算」の名称を「**入退院支援加算**」と改称することになった.
- 退院調整看護師は，入退院支援加算の要件にある，入退院支援職員に位置づけられる.

看看連携

- 地域の中で様々な場で活躍する看護職同士が繋がり連携すること（看看連携）により，看護の質向上だけでなく，他職種を含めた連携が促進され，地域全体のケアの質向上が期待される.
- 退院前から在宅へのスムーズな移行のためには，病院や施設の看護師と在宅で支える訪問看護やデイサービスなどの看護師との看看連携が重要な役割を果たす.
- 2016年の診療報酬改定では，入院，医療機関からの退院直後の1か月間（5回まで可）退院後訪問指導および訪問看護師の同行加算が新設され，病院所属の看護師が在宅へ訪問し，訪問看護師と連携をとった場合，診療報酬で算定できるようになった.現在も，全国の病院や施設で取り組みを行っており，より看看連携の機会が増えている.
- 2018年には，診療報酬・介護報酬の同時改定があり，退院時，病院看護師と訪問看護師が在宅に向けて共同で指導した場合の評価が引き上げられた.また，**在宅での看取りの推進**や医療的ケアの

必要な子供から高齢者までの移行支援体制が充実した.

● 2020年，新型コロナウイルス感染拡大による影響で，在宅や施設でも感染防止への意識が高まり，専門的な教育を受けた**感染管理認定看護師**などからの情報提供やコンサルテーションなどの機会が増え，病院や施設と在宅の垣根を越えて看護師同士が連携し感染対策に取り組むことの重要性が再確認された.

◆**引用・参考文献**

1) 厚生労働省：訪問看護. 第189回社会保障審議会介護給付費分科会資料, 2020
https://www.mhlw.go.jp/stf/newpage_14240.html
より2021年6月1日検索

Memo

....

....

....

....

....

....

....

....

....

....

....

在宅看護における地域との連携

目的

* 地域包括ケアシステムにおける訪問看護の役割を理解する.
* 在宅医療にかかわるさまざまな職種のスタッフとの連携の重要性を理解する.
* かかりつけ医との連携においては, 療養者を中心に, 医師と看護師双方の連携をとることの重要性を理解する.

概要

● 介護保険法 (2000年), 障害者総合支援法 (2015年) の制定により在宅療養の流れに拍車がかかり, 「施設から在宅へ」の大きな流れのなか, 医療依存度の高い方やがん末期, 難病や小児・精神疾患を持つ人々も地域で療養できるようになった.
● 訪問看護では, 療養者・家族を中心としてニーズや心身の状況, 日常生活の全体像をふまえた総合的なサービスを提供することが求められる.
● さまざまなニーズを持った療養者と家族を支えるために, その人に会った適正な援助が行えるような, 保健・医療・福祉の地域連携が求められる.
● 療養者に合わせた介護保険や障害者福祉などの社会制度の紹介も求められるため, 知識の習得も必須である.

地域包括ケアシステム

● 地域包括ケアシステムでは, 地域包括支援センターを中心として, 医療機関, 介護サービス事業所, 訪問看護事業所が連携をしながら, それぞれの役割を全うしなければならない. そのなかで訪問看護事業所は, 医療と介護をつなぐ役割が求められている (図1).

地域包括ケアシステム

○ 団塊の世代が75歳以上となる2025年を目途に、重度な要介護状態となっても住み慣れた地域で自分らしい暮らしを人生の最後まで続けることができるよう、住まい・医療・介護・予防・生活支援が一体的に提供される地域包括ケアシステムの構築を実現していきます。

○ 今後、認知症高齢者の増加が見込まれることから、認知症高齢者の地域での生活を支えるためにも、地域包括ケアシステムの構築が重要です。

○ 人口が横ばいで75歳以上人口が急増する大都市部、75歳以上人口の増加は緩やかだが人口は減少する町村部等、高齢化の進展状況には大きな地域差が生じています。

地域包括ケアシステムは、保険者である市町村や都道府県が、地域の自主性や主体性に基づき、地域の特性に応じて作り上げていくことが必要です。

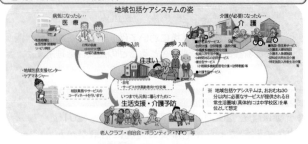

地域包括ケアについて

○ この植木鉢図は、地域包括ケアシステムの5つの構成要素（住まい・医療・介護・予防・生活支援）が相互に関係しながら、一体的に提供される姿として図示したものです。

○ 本人の選択が最も重視されるべきであり、本人・家族がどのように心構えを持つかという地域生活を継続する基礎を皿と捉え、生活の基盤となる「住まい」を植木鉢、その中に満たされた土を「介護予防・生活支援」、専門的なサービスである「医療・看護」「介護・リハビリテーション」「保健・福祉」を葉として描いています。

○ 介護予防と生活支援は、地域の多様な主体によって支援され、養分をたっぷりと蓄えた土となり、葉として描かれた専門職が効果的に関わり、尊厳ある自分らしい暮らしの実現を支援しています。

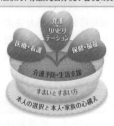

図1 ◆地域包括ケアシステム

文献1）をもとに作成

- 台風・集中豪雨などの自然災害や，新型コロナウイルス等の感染症に対しても，正しい情報伝達を迅速に行うこと，緊急時対応を確実に行うこと，サービスの継続を保障することなど地域包括ケアシステムを充実させることにより安心して生活の継続ができる.
- 病院から在宅への流れのなか，**中重度の要介護者の在宅生活を支える体制**をさらに整備し，看取りの充実や在宅サービスが連携し24時間安心して療養者と家族を支えることで地域包括ケアシステムは推進される．その中心的な役割を担う訪問看護は，今後も訪問看護事業所の量的な拡大とともに，機能の拡大，質の向上が求められてる.

在宅医療との連携

- わが国は，在宅医療の推進と医療と介護の連携の充実が重点課題として提言され，病院や診療所と訪問看護ステーション，薬局などの連携を充実させることによって在宅での療養を実現し，その人らしい生活が送れることを目指している.
- 診療所に対しては，その機能を高め，病院と連携して在宅医療を推進し，看取りや認知症への対応を含めた訪問診療を実現させる方向を目指している．すなわち，「治す医療」から「治し支える医療」へと従来の医療の考え方を見直す時期に来ている.
- 病院に対しては，従来の治療中心の機能に加え，**「生活能力の回復」**という視点の強化が必要である.
- 診療所と病院が連携し，生活者としての療養者の日常を家族も含めて支える機能を強化する．これらをとおして，人生の最期をその人らしく迎えることができる在宅医療の普及を推進することができる.

在宅療養支援診療所

- 在宅療養支援診療所とは，2006年に診療報酬上に設けられた診療所で，24時間対応を基本とし，積極的に在宅医療にかかわっている診療所のことである．がん，難病など医療依存度の高い療養者に対応しており，**在宅療養者の医療の拠点となっている**．

- 必要に応じてほかの病院や診療所，薬局，訪問看護ステーションなどとの連携を図る役割も担っている．

- 2016年の診療報酬改定により，複数の診療所が連携し在宅医療を支える機能強化型（連携）も認められた．

- 2015年の全国の在宅療養支援診療所届出数は11,000件を超え**増加傾向**である（**図2**）．訪問診療を行っている患者数が「1～9人」の医療機関が最も多い．

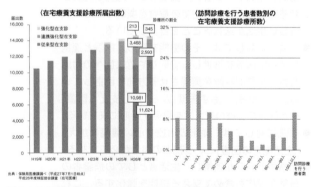

出典：保険局医療課調べ（平成27年7月1日時点）
平成26年度検証部会調査（在宅医療）

図2◆在宅療養支援診療所の届出数の推移と診療状況

文献2)をもとに作成

在宅ケアチームの連携

● 病院・施設から在宅への移行期のほかに，かかりつけ医や介護支援専門員（ケアマネジャー），在宅サービススタッフ，さらに在宅療養を支援する行政の担当者など，在宅医療にかかわるさまざまな職種のスタッフとの連携が重要である.

● 療養者にかかわるすべての人が，**職場や職種の壁を超えてお互いに尊重し合うこと**が，うまく連携できるポイントである.

● 在宅ケアチームのメンバーは，家事の援助や介護，医療など療養者にとって必要なサービスの内容に応じて編成される．訪問看護師，訪問介護員，ケアマネジャー，かかりつけ医師，訪問リハビリスタッフ，通所介護のケアスタッフなど居宅サービス事業者中心に，保健，医療，福祉の職員，また行政や住民，ボランティアなどから構成されている（**図3**）.

● 在宅サービスのあり方を決める話し合いは，在宅ケアチームのメンバーに療養者，家族を含めた形で行うことが望ましい.

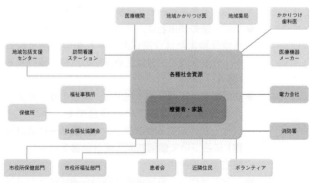

図3◆在宅療養者・家族を支えるシステム

かかりつけ医との連携

- 医療保険においても介護保険においても，訪問看護は，法律上，**医師の指示書**が必要である．そのため，医師との連携はとても重要である．

- とくに療養者の病状の変化という医学的な問題に対しての日常の情報交換，連携，対応は，在宅看護における医療の専門家としての訪問看護師の役割の1つである．

- 医師への報告は，単に発熱や血圧の変化といった状態の変化を伝えるのではなく，環境の変化や家族との関係，過去の状況などから，「どうしてそのようになったのか」とアセスメントを行い，医師に療養者の状況がわかるように伝えなくてはならない．

- ただ一方的に医師から指示を受け，それを実行するだけでは連携とはいえない．あくまでも療養者を中心に，医師と看護師双方の連携をとることが大切である．

ケアマネジャーとの連携

- ケアマネジャー（介護支援専門員）は，介護保険における在宅サービスの調整を行っている．

- 訪問看護の利用者は，年齢や疾患，状態によって医療保険または介護保険いずれかの適用となるが，介護保険の給付は医療保険の給付に優先する（**図4**）．

- 訪問看護は医療保険で利用し，ほかのサービスを介護保険で利用している場合でも，ケアマネジャーが作成する**ケアプラン（介護サービス計画書）**に基づいて**個別訪問看護計画書**を作成し，訪問看護を実施する．

- 訪問看護師は，看護師の立場から適切にアセスメントし，ケアマネジャーを中心に他職種と連携を取り合いながら，利用者の状態に応じた訪問看護

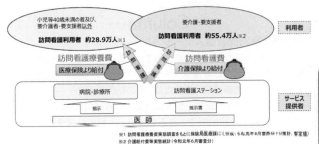

※1 訪問看護療養費実態調査をもとに保険局医療課にて作成（令和元年8月審査分より推計，暫定値）
※2 介護給付費等実態統計（令和元年6月審査分）

図4 ◆訪問看護の保険種別

文献3）をもとに作成

を提供する.

● その他，日常生活の援助を通じて家族関係や介護状況の情報を入手したり，介護者の身体的および精神的な疲労に関する観察を行い，必要に応じてケアマネジャーに情報を提供する．このような連携によって，利用者に必要なサービスが導入されるように調整することも訪問看護師の重要な役割である.

···Column···

訪問看護提供の場の拡大

訪問看護の提供の場は「居宅」であるが，自治体によっては医療的ケア児の地域生活支援から義務教育諸学校等との契約で訪問看護を活用する事例もみられる.

介護保険の地域密着型サービスの一つ，認知症対応型共同生活介護（認知症グループホーム）では，がん末期等や精神科疾患のある人，特別訪問看護指示書が交付された人は，医療保険の訪問看護が提供できる．また，事業所間の契約により訪問看護ステーション（または病院・診療所）が「健康管理」を行っている.

特別養護老人ホームや認知症グループホームでは，がん末期または精神科疾患の人に訪問看護ステーション（または病院・診療所）の訪問看護によるターミナルケアが 2018 年から報酬上評価された.

機能強化型訪問看護ステーション

　地域包括ケアシステムを推進していくために，医療と介護の連携の中核を担う訪問看護ステーションへの期待が高まっている．しかし，看護職員規模（常勤換算）別の訪問看護ステーション数は，5人未満が約62％，5人以上が約38％，10人以上が約15％であり，増加傾向ではあるものの，小規模なステーションが多い．

　小規模ステーションでは職員一人ひとりの負担が大きくなるため，24時間対応や緊急時の対応などが必ずしも十分に行えていない現状もある．

　地域包括ケアシステムの中で役割を発揮するためには，訪問看護の機能強化を図ることが課題となっており，国は，在宅医療を推進し訪問看護をより一層充実したものとするため，機能強化型訪問看護ステーションを推進している．

　機能強化型訪問看護ステーションは，常勤の看護職員を手厚く配置し，24時間対応，頻回訪問，重症者受け入れ，地域住民等への情報提供などを実施する．「地域包括ケアシステムの要」とも呼ばれる．

　機能強化型1・2は，常勤看護職員数，重症度の高い利用者の受け入れ人数が多いことなど，医療体制の充実が要件とされる．

　これに加えて機能強化型3は，地域の医療機関の看護師を訪問看護師としての受け入れ，地域の医療機関に対して訪問看護に関する研修を実施するなど，地域医療に開かれた取り組みに力を入れている点が特徴である．

◆引用・参考文献

1) 地域包括ケア研究会報告：地域包括ケアシステムと地域
   マネジメント，2016
   https://www.mhlw.go.jp/file/06-Seisakujouhou-
   12400000-Hokenkyoku/0000126435.pdf より 2021
   年 6 月 1 日検索

2) 厚生労働省：在宅医療（その 2）．中央社会保険医療協議
   会総会（第 343 回）資料，2017
   https://www.mhlw.go.jp/file/05-Shingikai-
   12404000-Hokenkyoku-Iryouka/0000155814.pdf
   より 2021 年 6 月 1 日検索

3) 厚生労働省：訪問看護．第 182 回社会保障審議会介護給
   付費分科会資料，2020
   https://www.mhlw.go.jp/content/12300000/00066
   1085.pdf より 2021 年 6 月 1 日検索

Memo

....

....

....

....

....

....

....

....

....

....

....

....

在宅看護における施設との連携

目的

* 高齢者増加に伴う死亡者数の増加にともない，多くの施設等で看取りまで行うようになってきたことを理解する．
* 訪問する施設の特徴，方針や医療・介護職の人員配置を理解する．

施設等死亡者数の増加の背景

● わが国は社会の高齢化の進行とともに死亡者数が増加している．日本人の死亡者数は 2015 年に約 130 万人，2021 年では約 142 万人であったが，2040 年には約 166 万 9 千人となると推定されている．

● 世帯類型においては，核家族が多いために独居高齢者，高齢者のみ世帯が増加している．

● こういった高齢化の進展を反映して高齢者向け住宅が近年大きく増加し，これらも"終の棲家"の選択肢の 1 つとなっている．それとともに，多くの高齢者介護施設で看取りを行うようになり，在宅看護は居住系施設等との連携の重要性が増してきた．

● 多死時代を反映して，診療所以外の死亡数はいずれも増加傾向にある．自宅における死亡者数は減少傾向にあったが，2000 年代より再び増加傾向がみられる．

● 「介護を受けたい場所」についての内閣府の調査では，「自宅」が約 40% と最も高く，また「最期を迎えたい場所」についても，「自宅」が半数を超える．

訪問看護を提供できる施設

● 自宅以外の場所でも訪問看護を提供することができる施設について**表1**にまとめる.

● 介護施設等の定員数は増加傾向にある. 施設別にみると, 介護老人福祉施設 (特養), 有料老人ホーム, 介護老人保健施設 (老健) 等の定員数が多い.

● 近年は有料老人ホーム, サービス付き高齢者向け住宅の定員数が特に増えている.

表1 ◆ 訪問看護を提供できる施設

名称		概要	訪問看護の可否	該当者
施設サービス 特別養護老人ホーム (介護老人福祉施設)		要介護高齢者のための生活施設	該当者のみ可能	『末期がん』の方に限り, 医療保険での訪問看護の利用が可能
介護老人保健施設		要介護高齢者にリハビリを提供し在宅復帰を目指す施設	×	
介護医療院・介護療養型医療施設		医療の必要な要介護高齢者の長期療養施設	×	
地域密着型サービス グループホーム (認知症対応型共同生活介護)		認知症高齢者の共同生活の場	○	
小規模多機能型居宅介護	宿泊中	要介護者が通いを中心に随時「訪問 (訪問介護)」や「泊まり (ショートステイ)」を利用	該当者のみ可能	特別訪問看護指示書が交付された場合
	自宅に居るとき		○	
居宅サービス 特定施設	(一般型)	要介護・要支援者の生活の場	該当者のみ可能	特別訪問看護指示書が交付された場合
	(外部サービス利用型)		○	
短期入所生活介護		短期利用による要介護・要支援者の生活の場	該当者のみ可能	『末期がん』の方に限り, 医療保険での訪問看護の利用が可能
その他 「特定施設」の指定を受けていないケアハウス, 有料老人ホーム, サービス付高齢者向け住宅等		サ高住:居室の基準を満たし, 安否確認・生活相談サービスが付いた住宅	○	

施設サービス……………………………

- 施設サービスは，介護老人福祉施設（老人福祉法上は「特別養護老人ホーム」），介護老人保健施設，介護療養型医療施設，介護医療院に入所した要介護状態にある高齢者に対して提供されるサービス．
- 介護療養型医療施設は，2023 年度末で完全廃止となる．2017 年度末で介護療養型医療施設を廃止することを決定しており，2024 年 3 月末までを移行期間としている．
- 介護療養型医療施設の廃止後，受け皿となる新しい施設：介護医療院が 2018 年 4 月に創設された．
- 特別養護老人ホーム以外の施設サービスは医療体制が構築されているため，訪問看護の提供は行われない．

特定施設……………………………………

- 特定施設とは，定員が 30 人以上の施設で，都道府県から居宅サービスの一つである「特定施設入居者生活介護」の事業者指定を受けたもの．地域密着型特定施設でない施設である．
- 介護専門特定施設（要介護者に限定利用）と，混合型特定施設に分けられる．
- 有料老人ホーム，養護老人ホーム，ケアハウス，サービス付き高齢者向け住宅などが取得可能．

Memo

....

....

....

....

....

各施設の特徴

- 訪問看護を提供できる施設の特徴をまとめる.
- 訪問する施設の種類により, 介護・医療体制は異なる.
- 施設の特徴・方針をしっかり理解して, 力量を見極めることも必要である.

特別養護老人ホーム (介護老人福祉施設)

概要	要介護高齢者の生活の場. 入浴, 排泄, 食事などの介護, その他の日常生活の世話, 機能訓練, 健康管理及び療養上の世話を行う
	公的機関が運営していることから費用が安く人気があるため, 待機者数が多いなどといった課題あり
利用者	常時介護が必要で, 在宅生活が困難な原則要介護3以上の者
医療体制	配置医師がいる施設5％程度, 近隣の嘱託医が非常勤対応, 看護師の夜間勤務はない
介護体制	入居者対 (介護職員＋看護職員) 3対1
医療関連	入居費用が所得に応じており, 入居待の状態, 63％の施設で看取りを経験入居基準が要介護3以上に (2015年3月から) 例外あり
	末期がんに限り地域の医療機関から訪問診療, 訪問看護可能通常の往診は算定可能, 訪問看護は算定できない
報酬関連	末期がん患者に限り, 外部の保険医療機関から訪問診療が可能であり, 従って, 在宅時医学総合管理料も算定可能である. また, がんであるか非がんであるかにかかわらず, 外部の医療機関が介護老人福祉施設で看取りを実施した場合, 看取りの日からさかのぼって1か月に限り訪問診療が算定可能となり, 従って, その間の在宅時医学総合管理料も算定可能である.

認知症高齢者グループホーム

概要	認知症の方が, 介護を提供する人と少人数でなじみの関係を築きながら, 役割を持って地域に溶け込んで暮らす施設のこと
	軽度認知症の方の共同生活の家として始まったが, 認知症高齢者の増加や重度化により看取りまで行うホームも出てきている
利用者	施設の所在地の市町村に住んでいる認知症要介護高齢者, 要支援1の人は利用できない
医療体制	看護師が常駐していることは少なく, 医療行為はできないことが多い
介護体制	1ユニット利用者9名まで, 最低3名の介護職員がいる, ケアマネジャー配置義務あり
医療関連	訪問診療や往診は算定できる, 急性増悪時には医療保険により訪問看護を受けることができる
	訪問看護は, 患者の急性増悪に際して, 医師が「特別指示書」を記載したときに限り実施可能
報酬関連	訪問診療を行うことができ, 従って, 在宅時医学総合管理料も算定可能である.

小規模多機能型居宅介護

概要	「通い」を中心に，利用者の状態や希望に応じて「泊まり」や介護職の「訪問」を柔軟に組み合わせ，顔なじみの介護者が切れ目なく支える地域密着サービス
利用者	施設の所在地の市町村に住んでいる要介護者
医療体制	常勤看護師，訪問看護も利用可能
介護体制	デイサービス「通い」，ショートステイ「泊まり」，訪問介護「訪問」を利用者の状態に合わせて利用できる
医療関連	訪問診療は自宅にいる時間帯に行う．「泊まり」の場合に，事業所に往診することは可能である． 小規模多機能型居宅介護に「訪問看護」の機能を加えた「看護小規模多機能型居宅介護」が創設された．
報酬関連	事業所の登録利用者は 25 名以下，「通い」の利用者は登録者の 2 分の 1 以上で 15 名以下，「泊まり」の利用者は 9 名以下

有料老人ホーム (特定施設)

概要	常時 1 人以上の高齢者を入居させて，食提供や生活支援サービスを提供する施設のこと． ①介護付き有料老人ホーム，②住宅型有料老人ホーム，③健康型有料老人ホームがある
利用者	介護保険の特定施設は要介護 1 以上の認定を受けた方．入居料は特養やグループホームと比較して高額である
医療体制	常勤看護師の配置義務があり，医療ニードの高い方でもすみ続けることができる
介護体制	24 時間介護スタッフが常駐しており，切れ目のない介護サービスを提供 (健康型は除く)
医療関連	特定施設であるなしにかかわらず，訪問診療は認められており，総合医学管理料も算定可能である．特定施設を取得している場合には，看護師が常駐していることが前提となるため，外部からの訪問看護の給付を受けることができない． 訪問診療は認められており，在宅時医学総合管理料も算定可能，訪問看護は入れない
報酬関連	老人福祉法に定める有料老人ホームは，都道府県から「特定施設入居者生活介護」の指定を受けて「特定施設」となることができる．

Memo

....

....

....

....

....

ケアハウス（軽費老人ホーム）

	無料または低額な料金で家庭環境，住宅事情等の理由により居宅において生活することが困難な高齢者・低所得者でも入所できる施設．
概要	ケアハウスとは，老人福祉法に定める「軽費老人ホーム」の通称である．食事サービスを提供するA型，自炊のできる人が対象のB型，食事と生活支援サービスを提供するケアハウス（C型）がある．2008年より，A型とB型の新設はなくなり，C型のケアハウスに統一される．ケアハウスには一般型と介護型がある．
利用者	60歳以上の高齢者，入居者の配偶者および3親等以内の親族であれば59歳以下でも入居可能．比較的自立度の高い人が居住する．
医療体制	看護師の配置基準はなく，看護師が常駐している施設はほとんどない
介護体制	特定施設以外は，ケアプランに基づく外部の介護サービスが利用できる
医療関連	訪問診療，訪問看護は利用可能．生活相談や入浴準備などに日常生活上必要なサービスが受けられる
報酬関連	訪問診療を行うことができ，在宅時医学総合管理料も算定可能である．訪問看護も外部から実施可能

サービス付き高齢者向け住宅

	居室の広さ（原則25平米以上）が定められ，バリアフリー化等が施された住宅に，安否確認・生活相談サービスが付いたシニア向けの住宅，必要に応じて食事提供，訪問介護などを受けることができる
概要	提供しなければならないサービスは，「安否確認」「生活相談」のみ．その他の「食事」，「介護（入浴，排せつの介助など）」，「生活支援（買い物代行，病院への送り迎えなど）」などのサービスが提供されるかどうかは，それぞれの住宅によって異なる．
利用者	60歳以上の者か，要介護認定を受けている60歳未満の者．
医療体制	看護師を配置している事業所は約1割．
介護体制	中心となる状況把握・生活相談の職員については，『介護福祉士』や『介護職員初任者研修（旧ヘルパー1級・2級）』の資格を保有している職員が多い．
医療関連	『職員を配置せず緊急通報等で対応』とするものは9.8%と比較的少なく，約9割が『宿直』又は『夜勤』の職員による夜間の人員配置を行っている．
	安否確認や生活相談が必須であることから，いざというときには，適切な対応・サービスが受けられる環境（医療・介護へのつなぎ）が確保されている．
報酬関連	サービス付き高齢者向け住宅における業務は，介護保険法の規定に基づく業務ではないため，住宅事業者自身が行う「介護サービス」は，介護保険の適用外のサービスである．従って，住宅事業者が行う「介護サービス」の費用については，利用者が全額負担することとなる．
	例外として，サービス付き高齢者向け住宅が「特定施設入居者生活介護」の事業所として指定を受けている場合は，住宅事業者自身が行う介護サービスにも介護保険が適用される．ただし，この場合はいわゆる外付けサービスではないことに注意が必要である．

施設等との連携のポイント

- 施設職員と良好な関係をつくることが重要である．患者の日常の状態を把握している看護師や介護職との意思疎通がよりよいケアにつながる．
- 患者家族との面談の機会が少ないため，初診時などはできるだけ面談の機会を持つようにする．
- 自宅と異なり，家族が直接診療に同席することも少なく，治療内容を家族が把握しにくい特性がある．
- 看取りの経験の有無，たんの吸引を介護職ができる施設かどうかを確認しておく．
- 施設の方針をしっかり理解して，力量を見極めることも必要である．
- 訪問看護師が訪問看護を行うことで，施設看護師の負担を軽減できる．利用者 20 ～ 40 名で 1 名程度の看護師の場合，精神的・身体的な負担は大きく，相談相手も少ない状況である．訪問・施設看護師の連携を強化することで，施設看護師の負担軽減と情報交換の場になり，離職防止にもつながる．
- 状態の急性憎悪で入院することも多々ある．点滴等の持続ができない，状態が看れないなどで入院をするケースがあるが，施設看護師と訪問看護師との連携で医療処置を訪問看護師が行い，施設でできるケアを増やし無駄な入院を防ぐ．

◆引用・参考文献
1) 内閣府：令和 3 年版高齢社会白書
   https://www8.cao.go.jp/kourei/whitepaper/index-w.
   html

第2章

在宅療養生活を支える看護技術

皮膚のアセスメントとケア

目的

* 高齢者の皮膚は脆弱で，ドライスキンになりがちであるため，アセスメントにより療養者の皮膚の特徴を知り，皮膚の清潔を保ち，保湿する.
* 皮膚を洗浄する際には，ダメージをできるだけ与えず，皮脂成分をとりすぎないように注意する.

皮膚のアセスメントとケアの概要

- 全身状態や療養者の在宅環境が及ぼす影響を念頭におきながら，アセスメントすることが重要である.
- 高齢者の皮膚は**ドライスキン**となりがちで，バリア機能が弱いうえ，脆弱である. スキントラブル予防のため，アセスメントにより療養者の皮膚の特徴を知り，皮膚の清潔を保ち，保湿する.
- 脆弱な皮膚を洗浄する際には，できるだけダメージを与えず，皮脂成分をとりすぎないように注意する. 療養者や家族への指導にあたっては，清潔行為のつもりで頻繁な洗浄を行い，**皮膚へのダメージを与えている**ことがあるため注意する.

高齢者の皮膚

- 表皮を構成する細胞は，一般的に 28 日周期で生まれ変わる新陳代謝（ターンオーバー）を備えているが，高齢者は老化による細胞分裂の低下で延長される.
- コラーゲンの合成が減少することで硬くなり，**皮脂腺や汗腺が減少**することで皮脂と発汗が低下し，真皮から表皮への水分の移動が妨げられて表皮は荒れ，しわやたるみがみられる. 皮膚面積が広がることでさらに水分が蒸発しやすくなり乾燥

表1 ◆高齢者の皮膚の部分と特徴

皮膚の部分	特徴
表皮	・皮野，皮溝が不明瞭 ・平滑化，光沢あり，菲薄化 ・角層が厚い ・細胞内水分の減少
表皮と真皮の結合	・表皮突起の平坦化 ・基底膜がはがれやすい
真皮	・コラーゲンの架橋結合の減少 ・エラスチンの変性で菲薄化

皮膚のアセスメントとケア

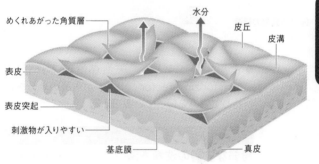

めくれあがった角質層
水分
皮丘
皮溝
表皮
表皮突起
刺激物が入りやすい
基底膜
真皮

図1 ◆ドライスキン

するといわれている.

● 加齢で新陳代謝が低下すると皮膚の弾力性の低下，皮膚の菲薄，さらに皮膚表面が平滑化して光沢を帯びることもある（**表1**）.

● 加齢により主な皮脂成分であるセラミド（角質細胞間脂質）が減少しドライスキン（**図1**）となる. 毛包，皮脂腺の萎縮によって，汗や皮脂成分が減少し，**表皮のバリア機能**（**図3**も参照）を果たす皮脂膜が形成されにくくなる.

● 皮膚のバリア機能が低下すると，皮膚の表面がひび割れて角質の隙間から微生物やアレルゲンが侵入しやすくなる. さらに，痒みを感じる神経が表面近くまで痒みが生じやすくなる.

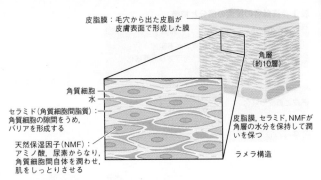

皮脂膜：毛穴から出た皮脂が皮膚表面で形成した膜

角層（約10層）

角質細胞
水

セラミド（角質細胞間脂質）：
角質細胞の隙間をうめ，
バリアを形成する

天然保湿因子（NMF）：
アミノ酸，尿素からなり，
角質細胞間自体を潤わせ，
肌をしっとりさせる

皮脂膜，セラミド，NMFが
角層の水分を保持して潤
いを保つ

ラメラ構造

図2 ◆角層の構造

● 皮脂膜，セラミド，天然保湿因子（natural moisturizing factor：NMF）が角層の水分を保持して潤いを保っている（**図2**）.

ケアのポイント

脆弱な皮膚の洗浄方法……………………………

● タオルやボディブラシで皮膚をこするなど，物理的な刺激や頻繁な洗浄は，皮膚の皮脂成分を喪失させ，表皮のバリア機能を破綻させるため，ドライスキンになりやすい（**図3**）.

● 体を洗うときは手または軟らかい天然素材のものを使い，強くこすらない.

● 石けんは十分に泡立てる（**図4**）. 泡は油分である汚れを包み込み，皮膚から汚れを引き離すため，こすらなくても十分に汚れが浮き上がり，清潔になる（**図5**）.

● 石けん成分が残らないように十分に洗い流すことも大切である.

● なお，入浴は熱い湯につかると，皮脂成分がとれすぎ，皮膚が乾燥するため，**熱すぎない湯（40℃以下）**にゆったりつかるようにする.

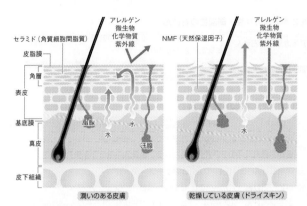

図3 ◆ 皮膚の表皮のバリア機能

表皮のバリア機能：表皮の角層を覆う皮脂膜により皮膚のバリア機能が保たれている．バリア機能には2つあり，1つは体内の水分を保持し，皮膚の乾燥を防ぐ機能であり，もう1つは外界からの微生物やアレルゲンの侵入を防ぐ機能である．皮脂膜はpH4.0～6.0と弱酸性であり，細菌の繁殖を抑制し，化学的刺激から皮膚を守っている．

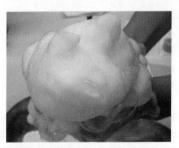

図4 ◆ 理想的な泡

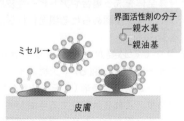

泡の中で界面活性剤の分子が球状のミセルを形成し，汚れを取り囲む

図5 ◆ 皮膚洗浄のメカニズム

表 2 ◆ アルカリ性・弱酸性の石けん

アルカリ性の石けん	密度の濃い厚みのある泡で洗浄効果も高いが，皮脂成分をとりすぎる傾向がある
弱酸性の石けん	皮膚へのダメージを最小限にする弱酸性の洗浄剤が多く出回っているが，泡立ちが少なく，洗浄力は弱くなる

表 3 ◆ 皮膚洗浄剤の種類と pH

	形状	pH	商品名
固形	化粧石けん	9.3～10.0	花王ホワイト，植物物語，ラックスシルキーケア
	薬用石けん	9.8～10.8	ミューズ，薬用ハーネス，牛乳石けん
	透明石けん	10.4～10.5	ホネケーキ，アトピコ
	ベビー石けん	10.1～10.6	ピジョンベビー，ジョンソン®ベビー
	アミノ石けん	9.2～9.4	ニュートロジーナ®，コラージュ
	弱酸性石けん	6.4	ミノン®
クリーム状		9.3～10.7	ポンズ，スキンライフ
		6.9	ビオレ
		5.4～5.5	ミノン®クレンジングフォーム
		5.0～6.0	ソフティ®
白色ローション状		9.4～10.2	植物物語，ラックス
		7.1	ビオレU
透明液状		6.1	ミノン®全身シャンプー
		5.2	セキューラ®CL

洗浄剤の選択方法

- 石けんは pH の違いにより，アルカリ性のものと弱酸性のものがあり，用途により選択する（**表2，3**）.
- 身体全体を洗う場合やアトピー性皮膚炎など，ドライスキンが認められる場合には弱酸性の石けんを選ぶ.
- 泡立てる必要がないリキッド状の洗浄剤（セキューラ®CL，**図6**）や天然オイルで汚れをとるクリーム状の清浄剤（リモイス®クレンズ，**図7**）があり，これらは泡立てる手間が省けるのと，洗い流す必要もないため，手早く部分的な汚れを落とす場合に便利である.

a. 弱酸性洗浄料

b. 保湿・洗浄クリーム

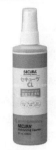

セキューラ®CL
(スミス・アンド・ネフュー)

**図6◆泡立てる必要のない
洗浄剤の例**

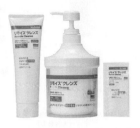

リモイス®クレンズ　　（アルケア）

図7◆洗い流さない洗浄剤の例

皮膚の適切な保護方法……………………
〈ドライスキンに対するケア〉

● 本来の健康な皮膚を取り戻すためには，皮脂成分，セラミド，天然保湿因子（NMF）が十分に機能するようなスキンケアを行う．

● 石鹸洗浄後，皮脂で覆われるまでに 20 分かかるといわれているので，入浴後は素早く全身に保湿剤を塗る．背中など手の届かない所の保湿のために保湿効果のある入浴剤を使用する．

● 皮膚は濡れたままにしておくと**水分蒸散量が増す**ため，すぐに水分をとる．その際，こすらずに押さえ拭きをする．

● 洗顔直後に保湿した肌は，洗顔 5 分後に保湿した肌に比べて，30 分後の角質水分量が 20％以上多かったという報告もある．皮膚を洗ったあとは素早く保湿する．

● 夏季のクーラー，冬季の暖房は**直接風に当たらない工夫**をする．濡れたタオルを室内に干すなどして室内湿度は 50 ～ 60％に保つようにする．

a. 尿素配合

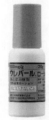
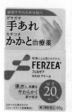

ウレパール®ローション10%　　　　　フェルゼア HA20クリーム
（大塚製薬）　　　　　　　　　　　　　　　　（ライオン）

b. ヘパリン類似物質軟膏

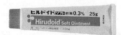

ヒルドイド®ソフト軟膏0.3%
（マルホ）

c. 天然型ビタミンとグリチルリチン酸二カリウム入り

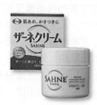

ザーネ®クリーム（医薬部外品）
（エーザイ）

図8 ◆ 保湿剤の例

● セルフケアが低下している場合は，家族や介護者
へ，保湿剤（**図8**）を塗るタイミングや回数を具
体的に指導する．

〈その他のケアにおける注意点〉

● 肌の荒れがひどく痛みや出血がある時に保湿剤
を塗るとしみる感じが強いので白色ワセリンを塗
る．痛みや出血が収まってから保湿剤を塗る．
● 保湿剤を使用しても痒みがあるときは，その上
に白色ワセリンを重ね着けすると乾燥が防げる．
それでも痒みがある時は，真菌症も考えられるの
で皮膚科を受診する．
● 菲薄した皮膚に絆創膏を貼る場合は，粘着剤の成
分をアクリル系のものよりゲル系の，皮膚に刺激
の少ない物を選択し，皮膚を引っ張らずに沿うよ
うに貼る．さらに，**テープの下に皮膚被膜剤を塗
布**する．

Memo

....

....

....

....

....

....

....

....

....

···Column···

軟膏の効果的な使用方法

皮膚の表面というものは不感蒸泄や汗により絶えず汚れていると理解するべきである．汚れた皮膚にせっかく軟膏を塗っても，薬剤が十分に浸透できず病変に対する有効濃度は達成できない．入浴やシャワー浴で汚れや前回塗布した軟膏を十分に落としたあとに塗るのが最適である．

ステロイド外用薬は微温湯と石けんで落とす．一方，油性のホウ酸亜鉛化軟膏は落とそうとして強く皮膚をこすらずに，オリーブ油，サラダ油などをティッシュペーパーに浸してやさしく取り除くように拭き取るのが一般的である．

保湿剤を塗布する効果的なタイミング

入浴直後の肌がまだ湿っているときに保湿剤を塗布するのが効果的である．皮膚が浸軟状態であると，ヒアルロン酸などの保湿成分を含んだローションは浸透しやすくなり，軟膏やクリームは油膜で保護する効果が高くなる．

介護者1人ではケアがむずかしい背部などの箇所は，入浴サービス介助者等に協力してもらい，入浴直後に保湿剤を全身塗布するようにする．

◆引用・参考文献
1) 溝上祐子，河合修三編著：知識とスキルが見てわかる専門的皮膚ケア──スキントラブルの理解と予防的・治療的スキンケア．p.30～31，メディカ出版，2008．
2) 溝上祐子：カラー写真とイラストで見てわかる！創傷管理．p.63～65，メディカ出版，2006．
3) 田中秀子，溝上祐子監：失禁ケアガイダンス．p.284～287，日本看護協会出版会，2007．
4) 後藤百万，渡邊順子：徹底ガイド排尿ケアQ＆A．p.154～155，202～203，総合医学社，2006．

尿失禁時のスキントラブル

目的

* 予防できる失禁は回避して，治療可能な失禁は治すようにすることが望ましい．
* 安易に「失禁＝パッド，おむつ」と考えないようにする．
* 皮膚の清潔と浸軟の予防が大切である

尿失禁時のスキントラブルの概要

● 病院・介護施設だけでなく，在宅看護の場面でも，在宅看護時のスキンケアは，**床ずれや皮膚トラブルを防ぐために欠かせないケア**の1つである．

● 尿は弱酸性だが，皮膚に付着した尿は雑菌に分解されてアルカリ性になり皮膚に刺激を与える．

● 尿の持続的な付着により皮膚が浸軟し，脆弱になる．そこに，おむつによるずれや清拭時の摩擦が加わることにより，容易に皮膚表面に傷がつき，皮膚のバリア機能が破壊され，真菌や細菌の増殖が起こりやすくなる（**図1**）．

ケアのポイント

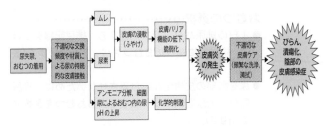

図1 ◆ 尿失禁によるスキントラブルの発生機序

···Column···

浸軟

　水分に浸漬して角質層の水分が増加し，一過性に体積が増えてふやけることであり，可逆性の変化である．浸軟によって角質細胞と細胞のあいだを接着しているデスモゾームの構造がゆるむため，表皮剥離を起こしやすく，外界からの異物や微生物の侵入が容易となる．白色ワセリンは油性基剤なので，薄く塗ることで浸軟を防ぐことができる．

スキントラブル予防のポイント……………

- 予防できる失禁は回避し，治療可能な失禁は治すことが優先される．安易に「失禁＝パッド，おむつ」と考えないことである．
- 大切なのは，皮膚の清潔と浸軟の予防である．
- 尿失禁によるスキントラブル予防にあたっては，以下がポイントとなる．
  - ①長時間尿が皮膚に着いた状態にしない．尿をはじくように撥水クリームを塗ってもよい
  - ②陰部とその周囲の皮膚は愛護的にケアし，皮膚のバリア機能を損傷しない

おむつの選択………………………………

- 1日の排尿パターンを把握する．排尿記録をつけて，排尿量に適したおむつやパッドを選択する（**表1**）．
- 尿を殿部の皮膚全体に付着させないために，排尿口付近で尿をスポット吸収できるおむつを選択する（**図2**）．
- 例として，夜間に 2,000mL 吸収できるおむつを使用すれば，夜間おむつを頻繁に交換することもなく，療養者も介護者もぐっすり眠ることができる．

表 1 ◆おむつの総吸収量の例

商品名（メーカー）	幅 × 長さ (cm)	尿回数・吸収量の目安
リリーフ昼用モレ安心・肌さらさら（花王）	21×54	3 回分
ライフリー長時間あんしん尿とりパッド昼用スーパー（ユニチャーム）	28×55	4 回分
リリーフ昼・長時間用モレ安心・肌さらさら（花王）	29×49	4 回分
ライフリー一晩中あんしん尿とりパッド夜用スーパー（ユニチャーム）	28×60	6 回分
リリーフ夜用モレ安心・肌さらさら（花王）	32×60.5	6 回分
アテント夜1枚安心パッド 仰向け・横向き寝でもモレを防ぐ6回吸収（大王製紙）	32×63	6 回分，約 900mL
アテントお昼安心パッド軟便モレも防ぐ（大王製紙） アテントＳケア軟便安心パッド（大王製紙）	30×56	軟便：約 200g，尿：約 750mL
アテントＳケア前側吸収おしりさらさらパッド（大王製紙）	28×49	450mL

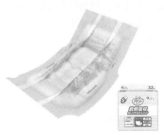 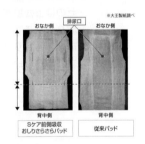

※大王製紙調べ

図 2 ◆前側吸収パッド

- 重ねづけ（おむつを重ねた使用）は高温多湿の環境になり，皮膚の浸軟を助長するため行わない．
- 蒸れ対策として，通気性のよいネット状のパンツに尿取りパッドを組み合わせる方法もある．

尿失禁時の陰部洗浄のポイント

- 十分に泡立てた石けんで，皮膚に排泄物が残らないようにていねいに洗浄する．石けん成分を皮膚に残さないように注意する．

- ベッドサイドでは，陰部洗浄用ボトルか，台所用洗剤の空きボトルや飲料のペットボトルの蓋にキリで穴をあけた容器などを用いて，38℃くらいのたっぷりの微温湯で洗い流す．
- **洗浄剤は 1 回 / 日の使用にとどめ，皮膚保護剤**を塗る．あとは，清拭と皮膚保護剤の処置でよい．
- 頻繁なおむつ交換が必要な場合には，そのたびに微温湯で流し清拭すると皮膚を傷めることがあるので，洗い流さなくてもよい清浄クリーム（リモイス®クレンズ，前出 p39，**図 7** を参照）や泡状清拭剤（スキナクレン）などを使用してもよい．
- 抗真菌成分ミコナゾール硝酸塩を配合した，薬用泡石けん（コラージュフルフル泡石鹸，**図 3**）は真菌感染の予防効果がある．
- 市販の目の粗いガーゼよりもタオルや不織布ガーゼのほうが肌当たりもよく，吸湿性がよい．拭き取りは，こすらずに押さえ拭きをする．
- 市販のおしり拭きを使う場合は，アルコールの含まれていないものを使用する．

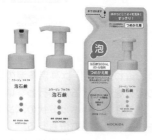

コラージュフルフル泡石鹸
（持田ヘルスケア）

図 3 ◆薬用泡石けん

a. 非アルコール性皮膚被膜剤

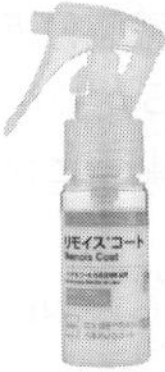

リモイス®コート(アルケア)
肌を刺激から保護する非アルコール性被膜剤．保湿成分が含まれる

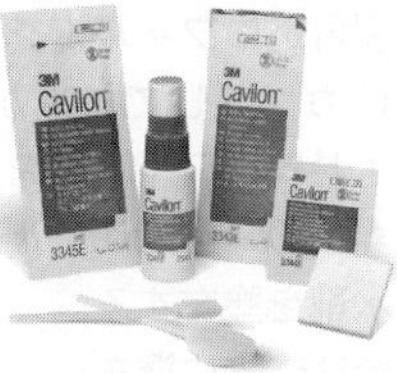

3M™キャビロン™非アルコール性皮膜
(スリーエム ジャパン)
皮膚の上に皮膜をつくり，皮膚呼吸を妨げない非アルコール性皮膚被膜剤．スプレータイプのほかにスティックタイプも使いやすい

b. 撥水クリーム等

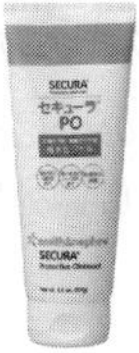

セキューラ®PO
(スミス・アンド・ネフュー)
のびのよい撥水ジェル．セキューラ®DC よりも撥水性が高く，ワセリンを含んでいるため皮膚のうるおいも保つ

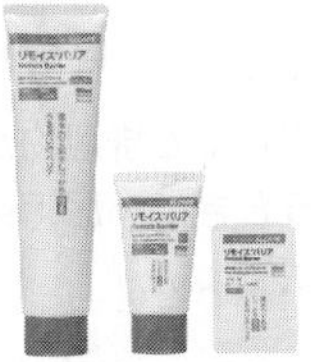

リモイス®バリア(アルケア)
ホホバオイル，ヒアルロン酸ナトリウムなどの保湿成分を含む撥水性スキンケアクリーム．なめらかなクリームでのびがよく，べとつかない

c. 保湿剤

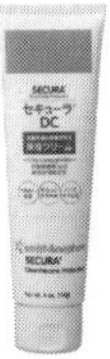

セキューラ®DC
(スミス・アンド・ネフュー)
ワセリンやパラフィンなどの保湿成分を含む撥水性保護・保湿クリーム．のびがよくべとつかない

図 4 ◆皮膚保護剤の例

皮膚の浸軟を予防する方法……………………

● 基本的なケアとして，排泄のたびに，時間をおかずにおむつを交換することであるが，あらかじめ皮膚表面に撥水性のあるクリーム，オイル，被膜剤を皮膚洗浄後に薄く塗布することで，皮膚に直接尿がつくのを防止でき，保湿もできる（**図 4**）．

褥瘡がある療養者に尿失禁がみられた場合の対応……………………………

● 褥瘡部位をフィルム材でカバーし，尿の流入を防止する．フィルム材は未滅菌タイプでよいが，な

るべく剥離刺激の少ないものを選択する.

● 殿裂付近にフィルムを貼る場合は，殿裂付近を三角にカットしておくか（**図5**），あらかじめ薄いハイドロコロイド材を貼付してから貼ると浮きにくくなる.

● 撥水剤を塗布する場合は，先に塗布してしまうとフィルム材を貼ることができないため，貼ってから塗布する.

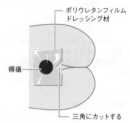

図5◆殿裂付近のフィルムの貼り方

● ポリウレタンフィルムを使用しても排泄物がフィルムの中に潜り込んでしまうときは，尿汚染の度に新しい外用薬を当てる方法でよい.

類似皮膚症状・疾患

● 尿失禁に起因するスキントラブルに似ていて，鑑別が困難な症状には以下のようなものがある.

〈老人性皮膚瘙痒症〉

● 皮膚瘙痒症のうち，主にドライスキンが原因で高齢者に生じるものを老人性皮膚瘙痒症という. 明らかな発疹がなく，ほかの疾患に合併する皮膚症状でない場合に診断される.

● ドライスキンによる場合が多いため，以下のようなスキンケアが重要である.

①保湿剤を塗布する

②こすり洗いをしない

③石けんを多用しないなど，皮脂をとりすぎない

〈股部白癬〉

● 股部白癬は,「いんきんたむし」とよばれる真菌による感染症である.

● 鼠径部, 大腿内側, 会陰部に瘙痒感の強い境界鮮明な紅斑がみられ, 辺縁は環状ないし, 弧状の紅斑と丘疹で, 辺縁に症状が強く, 中心部は自然に治癒していく傾向がみられるのが特徴である.

〈皮膚カンジダ症〉

● 皮膚カンジダ症は, 抵抗力が低下した場合などに発症するカンジダ菌による皮膚炎である.

● 寝たきりの高齢者では, **おむつ皮膚炎に併発する**ことが多い.

● 予防にはおむつを当てたままにしないなど, 皮膚を湿潤させない工夫が必要である.

〈褥瘡〉

● 褥瘡かどうか判断に迷うときには, おむつや体位変換, 不適切なポジショニングによる圧迫やずれが加わっていないかをチェックする.

● 原因を除去するとともに適切な皮膚ケアを行って様子をみる.

〈デルマドローム〉

● 内臓・全身疾患に関係して生じる皮膚病変をデルマドロームという. 糖尿病や肝臓疾患などにより, 全身の脆弱な部位に発症する.

● 疥癬や帯状疱疹がおむつ装着部位に発症する場合もあり, 皮膚科の診断治療が必要である.

•••Column•••

夜間のおむつ交換の回数を減らすために

　夜間の排泄ケアを見直すことで，睡眠状態の改善を図りたいと思っている人も多いと思う．夜間のおむつ交換は，とくに患者の体位を変換しなくてはならないため，睡眠の妨げになるのと同時に，介護負担が大きい．

　夜間のおむつ交換の回数を減らすために，吸収量の多いおむつを選択することで，夜間も皮膚をさらさらの状態に保つことができる．1枚当たりは高価ではあるが，1か月のランニングコストを考えると経済的な場合もある．

　また，在宅医療への移行が進められるなか，おむつではなく，自動排泄処理装置を利用する方も，増えてきている．自動排泄処理装置が，介護保険利用により使用できるようになった 2012年の貸与件数は 5,800 件ほどだったものの，2015 年には，14,000 件を超えた．2016 年から減少し，2017 年の貸与件数は 12,500 件程度であった．

◆引用・参考文献
1) 西出 薫：排尿とスキントラブル．後藤百万，渡邉順子編：徹底ガイド 排尿ケア Q&A．ナーシングケア Q&A 12，p.200 ～ 207，総合医学社，2006．
2) 溝上祐子，河合修三編著：知識とスキルが見てわかる 専門的皮膚ケア──スキントラブルの理解と予防的・治療的スキンケア．p.80 ～ 82，メディカ出版，2008．
3) 田中秀子，溝上祐子監：失禁ケアガイダンス．p .284 ～ 286，348 ～ 349，日本看護協会出版会，2007．
4) 日本看護協会認定看護師制度委員会創傷ケア基準検討会編著：スキンケアガイダンス．p.239 ～ 245，日本看護協会出版会，2002．

便失禁時のスキントラブル

目的

* 肛門周囲皮膚障害発生に関するさまざまな要因を理解する.
* 食生活・排便習慣を見直すことで排便コントロールが良好となり,便失禁症状が消失・軽減することを理解する.

便失禁時のスキントラブルの概要

● 便はアルカリ性であり,便中の消化酵素により皮膚に着いただけで赤くなる.

● 排泄物の付着だけがかぶれの原因でなく,**機械的刺激**が加わることで発生する.

● スキントラブル発生時は,皮膚障害の程度によりケア方法も異なるため,アセスメントをしっかりと行う.

● 皮膚の清潔や肛門周囲皮膚への機械的刺激の緩和,適切なおむつや吸収材の選択,皮膚炎の原因をアセスメントし,排便コントロールを行っていくことが必要である.

肛門周囲皮膚障害の発生機序

● 肛門周囲の皮膚の荒れた状態である肛門周囲皮膚障害は,従来**おむつかぶれ**として扱われ,排泄物中のアンモニアや消化酵素が皮膚に付着して起こるとされてきた.

● 現在では,アンモニアによるパッチテストの結果が単純には陽性反応を示さない場合もあり,肛門周囲皮膚障害発生には,さまざまな要因がかかわっている(**図1**).

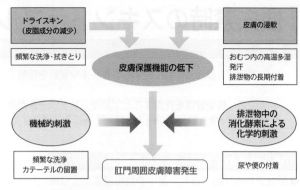

図1 ◆肛門周囲皮膚障害の発生機序

文献5) を参考に作成

褥瘡との鑑別

- 便失禁による皮膚障害は，必ずしも圧迫部位に一致せず，広範囲に不整形な皮膚病態を示す．
- 皮膚に発赤やびらんを発見したとき，圧迫が加わる部位もしくは骨突出部位か，おむつや尿とりパッドの貼付範囲に一致しているか，圧迫されない肛門部周囲の皮膚症状が強く，肛門周囲から広がっていないかを確認する．

予防ケア

- 肛門周囲皮膚障害は，ドライスキン（皮脂成分の減少），皮膚の浸軟，排泄物の付着による化学的刺激，頻繁な洗浄などによる機械的刺激である．その原因と皮膚の状態，その予防ケアを**表1**に示す．**排泄物による刺激に対する予防とケアの方法を中心に解説する**．

便失禁ケア用品の使用

- 皮膚に排泄物を付着させない，拡げさせないためには，適切なケア用品の使用が望ましい．

表1 ◆肛門周囲皮膚障害の原因と状態，予防ケア

原因	皮膚の状態	予防ケア
ドライスキン	角質水分量が減少，皮膚の表面がひび割れて角質層のバリア機能が破綻した状態	・石けんを使用する洗浄は1日1回にとどめる ・洗浄後は保湿する
浸軟	水に浸漬して角質層の水分が増加，一過性に体積が増えてふやけた状態	・適切な吸収量のおむつを選択 ・おむつの重ねづけはしない ・皮膚被膜剤や撥水性クリームを塗る
排泄物の刺激	アルカリ性の消化酵素を含んだ水様便，下痢便による刺激	・排便コントロール ・皮膚被膜剤や撥水性クリームを塗る ・非吸水性コットンの使用 ・肛門へのパウチング
機械的刺激	清拭による摩擦，ずれ	・洗浄や清拭時にごしごし擦らない ・押さえ拭きをする ・おむつがずれないように装着する

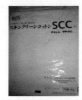

スキンクリーンコットンSCC®
（メディカルヘルス研究所）
制菌ポリエステル綿を採用，非吸水性コットンなので，体表とおむつの隙間を埋めておけば，尿や下痢便の水分をおむつに伝わらせることができる

図2 ◆非吸水性コットン

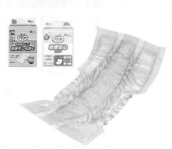

アテントお肌安心パッド軟便モレも防ぐ（大王製紙）
アテントSケア軟便安心パッド（大王製紙）

図3 ◆軟便用吸収パッド

〈非吸水性コットン〉

● 水分を透過する非吸水繊維のポリエステル綿で，尿や下痢便の水分を拡散することなく，おむつやパッドに吸収させることができる（**図2**）．

● 不消化な下痢便では，**便のカスが皮膚側に残留**するため，皮膚被膜剤で皮膚を保護する必要がある．

● 非吸水性コットンのスキンクリーンコットンSCC® の1回の使用量は1袋の1/3ほどで，それを肛門部位にあて，ずれ予防のために殿裂で挟み，殿部から尾骨部に広げて使用する．

〈軟便用吸収パッド〉

- 従来の尿とりパッドでは吸収できなかった軟便を閉じ込めるために開発されたパッド．尿も吸収する．
- 便中の残渣により目詰まりを起こしにくい構造で，ろ過シートでろ過力を向上させている（**図3**）．

〈肛門へのパウチング，板状皮膚保護材〉

- 肛門へのパウチングとは，ストーマ用の袋を肛門に合わせて装着することである（**図4**）．
- 板状皮膚保護材は板状の皮膚保護剤で，はさみでストーマ周囲にあるくぼみやシワの形状に合わせて切り，補正することで，より面板を密着させる（**図5**）．

フレックステンドフィーカル

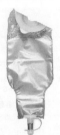

皮膚保護材は水様便や汗に溶けにくく，柔らかいため肛門周囲の凹凸に密着しやすい．袋にはコネクターがついており，チューブに接続してドレナージできる

図4 ◆肛門へのパウチング

フレックステンド皮膚保護シート（ホリスター）

図5 ◆板状皮膚保護材の例

● パウチングや板状皮膚保護材を使用したケアは，熟練した技術が必要となる．可能ならば**皮膚・排泄ケア認定看護師**と連携し，一緒にケア方法を検討し実施することが望ましい．

便失禁による皮膚トラブル

● 皮膚に発赤がある場合には，**排泄物の接触によるのものか，細菌感染によるもの**なのかをアセスメントする必要がある．

● 安易にステロイド含有軟膏や市販のおむつかぶれ用の軟膏を使用せずに，主治医に報告して診察を受けたうえで，必要な処置の指示を受ける．

● 寝たきりで受診が困難な場合には，皮膚の画像を持参し，医師に相談する．日ごろより往診可能な皮膚科医師と連携しておくことが望ましい．

● 便失禁による皮膚トラブルの分類別にケア方法を以下に示す．

〈潰瘍〉

● **症状**：炎症反応が強く，感染を伴う．

● **洗浄後**：炎症症状を観察し，感染の有無を見極め，感染が疑わしい場合は医師へ報告する．

● 感染がない場合は潰瘍部分に粉状皮膚保護剤（**図6**）を散布し，さらに板状皮膚保護材をモザイク状にカットして貼付する．

〈びらん，表皮剥離〉

● **症状**：排泄物の接触による痛みが強い．

● **洗浄後**：滲出液が多い場合は，ストーマ用の粉状皮膚保護剤（**図6**）を散布する．

● 排便時には，粉状皮膚保護剤は無理にとらず，油性清浄剤や保護オイル（**図7**）をしみ込ませたティッシュで軽く拭き，重ねて粉状皮膚保護剤を散布する．

a. 油性清浄剤　　b. 油性皮膚保護剤：保護オイル

アダプトストーマパウダー（ホリスター）　　サニーナ（花王）　　ソフティ（花王）

図6 ◆粉状皮膚保護剤　　　　**図7 ◆便失禁に便利なスキンケア用品**

〈紅斑，浸軟〉

● **症状**：かゆみを伴う．
● **洗浄後**：抗炎症作用のある軟膏の使用を検討する．赤みが軽減したら撥水性クリームや皮膚被膜剤を使用し，新たな便の付着を防止する．

生活指導

● 食生活・排便習慣を見直すことで排便コントロールが良好となり，便失禁症状が消失・軽減することがある．
● 具体的には，**規則正しい生活習慣と食習慣を確立**すること，アルコールやコーヒーなどの催便作用のある食品を控えること，食物繊維の適切な摂取による排便コントロールを行うこと，直腸感覚の鈍い患者では適切な排便習慣を確立することである．
● 失禁を心配するあまり，必要以上にパッドやおむつを使用したり，頻繁に肛門部を洗浄することがあるため，正しいスキンケア方法を，療養者と家族に指導する．
● **療養者自身の羞恥心**のため，誰にも相談できずに諦めている場合もある．
● 看護師が悩みや不安な思いを表出できる窓口となり，排泄の悩みを聞き，適切な施設を紹介したり，皮膚・排泄ケア認定看護師と連携をとりながら患者を支えていく．

すでに褥瘡があり便失禁する場合のケア

● ポリウレタンフィルムなどで密閉しない方がよい場合があるので，便汚染したら褥瘡も洗浄して新しい外用薬を当てるようにする.

● 軟膏，ガーゼドレッシングの場合には，肛門に近い部分だけでもポリウレタンフィルムドレッシング材を殿裂部が浮かないように貼る（p.48，図5 殿裂付近のフィルムの貼り方）を参照).

···**Column**···

糞便塞栓

　糞便塞栓は，直腸に硬便が貯留してしまい，その隙間を便汁が伝って流れ出る状態のことである.高齢者に多くみられる.

　便汁が出たことで排便があると判断してしまうと，直腸の中に便がどんどん溜まり，次第に痛くて坐位をとることもままならない状態になる.また，水分がどんどん吸収され，ますます硬便になり，排便痛のため排便できず悪循環になる.

　摘便で硬便を取り除き，塩類下剤の使用などを医師と相談する.また，水分・食物繊維を摂取し，排便のリズムをつくるように生活習慣を改善する.

◆**引用・参考文献**

1) 溝上祐子，河合修三編著：専門的皮膚ケア. p.70〜77，メディカ出版，2008.

2) 田中秀子，溝上祐子監：失禁ケアガイダンス. p.345〜372，日本看護協会出版会，2007.

3) 前田耕太郎：徹底ガイド排便ケアQ&A. p.111〜123，総合医学社，2006.

4) 日本看護協会認定看護師制度委員会創傷ケア基準検討会：スキンケアガイダンス. 日本看護協会出版会，2002.

5) 山崎洋次，溝上祐子：小児のストーマ・排泄管理の実際. へるす出版，2003.

┃ストーマ周囲のスキントラブル

目的

* ストーマに関するスキントラブルが生じたときに観察すべきポイントを理解する.
* ストーマ周囲皮膚炎の原因をアセスメントし,その原因を取り除く.

ストーマ周囲のスキントラブルの概要

● ストーマ装具装着部位周囲にスキントラブルが発生すると,痒みや痛みなどが生じるだけでなく,ストーマ装具装着が困難となり,療養者の**セルフケアの維持**が困難になる.
● 影響は身体面だけでなく,ストーマに対する嫌悪,自己効力感の喪失を抱くことにもつながり,**精神的・社会的な影響**を及ぼすこともある.
● QOL を維持して行くためにも,スキントラブルを生じないように予防ケアを行うことが重要である.

観察ポイント

● ストーマに関するスキントラブルの原因を追究するための観察ポイントを**表1**に示す.

◆自施設での観察ポイントを記載

表1 ◆スキントラブルの原因を追究するための観察ポイント

①排泄物が漏れていないか	・ストーマサイズより板状皮膚保護材（面板）の開口部のカットが大きすぎないか ・便臭がしないか ・ストーマ装具の裏に便が付着していないか ・ストーマ装具の皮膚保護材の膨張溶解の程度が多くないか ・ストーマ周囲皮膚のしわやたるみを伸ばさずに装着していないか ・装具交換間隔は適切か
②紅斑や発赤がないか	・ストーマ近接部，皮膚保護材貼付部，皮膚保護材貼付外部など，どの部分にみられるか ・装具を剥がしたあと10分程度様子をみて，赤みが消えるか ・痛み，かゆみの有無 ・丘疹，小水疱，びらん，滲出液の有無 ・装具交換時，ストーマ粘膜から周囲皮膚に向かって洗浄していないか ・洗浄後の水分の拭き取りを，ストーマ粘膜をさわりながら1枚のガーゼであちこちを拭いていないか ・発汗量が多く，装具の保護材の裏が，全体的に白くふやけていないか
③表皮剥離を起こしていないか	・短期間に装具交換をしていないか ・剝離剤を使用せずに皮膚を引っ張って剥がしていないか ・粘着力や皮膚への刺激が強い保護材を使用していないか
④ヘルニアなどの腹壁の変化やストーマ周囲にしわ，くぼみがないか	・腹圧をかけたときにストーマ周囲の皮膚が盛り上がらないか ・臥床時と坐位でストーマサイズが大きく変化しないか ・坐位，立位，前屈位，臥位になり，それぞれの体位でしわ，たるみがないか ・装具交換時に装具の裏の保護材の溶解や膨潤の範囲が均一か ・装具装着時に，しわやたるみをのばして装着し，そのまましばらく押さえているか
⑤圧迫やこすれたあとがないか	・凸型はめ込み具内蔵型装具の場合，凸面に一致して圧迫のあとがないか ・装具を固定するベルトがきつすぎないか ・装着している皮膚が菲薄し弾力性がなくなって圧迫されたあとがないか ・装具装着周囲の皮膚に下着のゴムがこすれていないか
⑥感染の徴候がみられないか	・毛包炎，蜂窩織炎のように炎症が強く，周囲に広がっていないか ・痛みや熱感が強くないか ・真菌の感染が疑われないか
⑦出血していないか	・少しの刺激でストーマ粘膜皮膚接合部，ストーマ周囲からの出血がないか ・ストーマ周囲静脈瘤を疑うような基礎疾患をもっていないか ・ストーマ周囲皮膚に肉芽がないか

ストーマ周囲皮膚炎の原因と対応

　ストーマ周囲皮膚炎の原因は以下のように大別される.

- ・排泄物の付着による皮膚炎
- ・機械的刺激による皮膚炎
- ・粘着剤・皮膚保護材による皮膚炎
- ・細菌感染による皮膚炎

　ストーマ周囲皮膚炎への対応にあたっては, その**原因が1つとは限らないため**, それぞれのトラブルの原因をアセスメントし, それを取り除くことが必要である. 原因別の対応を解説していく.

排泄物の付着による皮膚炎⋯⋯⋯⋯⋯⋯⋯

- ●尿路ストーマの排泄物は液状の尿であり, 急性の皮膚障害は起こりにくいが, 感染を併発するとアルカリ性尿になり, 化学的刺激による皮膚障害を起こしやすくなる.
- ●便はアルカリ性で消化酵素が含まれているため, 皮膚に付着すると皮膚炎やびらんを起こす. 回腸ストーマでは酵素活性の高い水様便が多量に排泄され, 皮膚への刺激はさらに強い (**図1**).
- ●尿の水分によって皮膚が浸軟, 肥厚して生じる皮膚炎には, **偽上皮腫性肥厚** (pseudo-epitheliomatous hyperplasia：PEH) がある. 偽上皮腫性肥厚とは, ストーマからの排液が皮膚に長時間接触し, 浸軟と化学的刺激を繰り返す慢性炎症から表皮過形成をきたし肥厚する皮膚過形成状態のことである (**図2**).

〈ストーマサイズに合わせた面板のカット〉

- ●ストーマ装具の面板開口部が大きすぎた場合, ストーマ周囲皮膚の露出面積が広くなり, 排泄物が皮膚に付着してしまう. また, 開口部が小さすぎた場合は, 皮膚保護材が湿ったストーマ粘膜に接

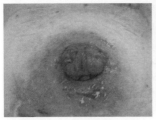

排泄物によりストーマ周囲皮膚がびらんした状態

図1◆排泄物の付着による皮膚炎

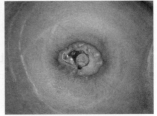

尿の水分により皮膚が浸軟，凹凸状に肥厚している

図2◆偽上皮腫性肥厚

触するので，剥がれやすく漏れの原因になってしまう．実際のストーマサイズに対して2mm程度大きく面板をカットする．

● ストーマ傍ヘルニアやストーマ脱出がある場合，臥位と坐位ではストーマサイズが大幅に変わることがあり，その場合は最大時のストーマサイズにあわせて開口部を開け，露出した皮膚にはペーストや用手成形皮膚保護剤を貼付する．

〈適正な装具交換間隔〉

● 使用後のストーマ装具の裏側を確認し，皮膚保護材の溶け具合が，1cm以内が交換する目安となる．しかし，排泄物の性状や発汗の状態によっては，もっと早く交換する必要もあるため，個々の状況による指導が必要である．

〈偽上皮腫性肥厚の場合〉

● 装具を長くもたせようとせず，皮膚保護材の溶け具合が5〜8mmで交換する．皮膚の凹凸で面板が密着しにくい場合は，凹凸部に用手成形皮膚保護剤を併用する．

● 尿がアルカリ性であると**皮膚の角質肥厚が起こる**可能性が高い．キナ酸を含んだクランベリー

ジュース（**図3**）を飲むとアルカリ性の尿の pH
を酸性に調整するのに有効である.

〈腹壁の状態に適応した装具の使用〉

- 腹壁の硬さ, 軟らかさに適応する装具を選択す
  る. また排泄物の性状によってはストーマ近接部
  をしっかり固定できる装具を選択する.
- しわや骨, くぼみの位置とストーマ装具との関係
  をみて, ストーマ近接部に密着する装具の形を選
  択する.
- ストーマ周囲に, しわやくぼみがある場合, 練り
  状皮膚保護材や板状, 用手成形皮膚保護材を併用
  したり, 凸面装具を使用する.

〈びらんしている場合の対応〉

- ストーマ周囲皮膚がすでにびらんを起こしていて
  滲出液がある場合は, びらん部に粉状皮膚保護剤
  を散布して滲出液を吸収させ, その上から装具を
  装着する.

〈ストーマ周囲皮膚がびらん状態のときにストーマ装具を貼る場合〉

- ひどい滲出液を伴うびらんの場合, 板状皮膚保護
  材（面板）は密着しない. 板状皮膚保護材は乾い
  た部位につき, 粉状皮膚保護剤は濡れた部位にし
  かつかない性質をもっている. 滲出液のあるびら
  んの部分は, そのままの状態で面板を装着しない
  で, 粉状皮膚保護剤をおしろいのようにうっすら
  と散布し, その後, 面板を装着して密着させる.
- 健常の乾いている皮膚には, 逆に粉状の皮膚保護
  剤の粒子が板状皮膚保護材の密着性を低下させる
  ので, 粉を散布したら余分な粉はぬれたもので完
  全に拭き取る.

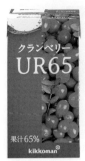

クランベリー UR65
（キッコーマンニュートリケア・ジャパン
株式会社）

図3 ◆ クランベリージュース

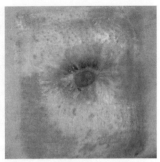

頻繁に，または皮膚を引っ張って剥がすこと
により，表皮が剥離し，紅斑やびらんになり，
真皮層が露出している

図4 ◆ 機械的刺激による皮膚炎

※剤は薬剤，材は材料の意味をもたせる場合に用いられて
いる．

機械的刺激による皮膚炎
- 機械的刺激（**図4**）には，面板を剥がすときの**剥離刺激**，ストーマ周囲を清拭するときの**摩擦刺激**，凸型はめ込み具の**圧迫**などがある．
- 装具を剥がした直後に皮膚が赤くなることがある．除去反応と呼ばれ，一過性のため問題はない．
- 粘着剥離剤を用いて装具を剥がすときは，お腹を押すようにしながら皮膚と面板の間に剥離剤を滑り込ませるようにすると優しく剥がせる．皮膚保護材の性質によっては濡れると膨らんでくっつく物があるので装具を除去してから浴室にはいるか，入浴後，部屋で装具交換するとよい．
- 剥がしたあとに粘着剤が皮膚に残っている場合は，こすらずに剥離剤でつまむようにとる．その後，刺激の少ない弱酸性の洗浄剤をよく泡立てて，こすらずに洗う．
- 凸型はめ込み具の過度な圧迫があれば取り除く．

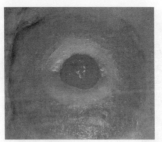

テープ付装具のテープの粘着剤による皮膚障害．または皮膚保護材によるアレルギーによる紅斑やびらん

図5◆粘着剤・皮膚保護材による皮膚炎

圧迫が強く，長時間継続すると，皮膚や皮下組織に虚血を生じることがある．

粘着剤・皮膚保護材による皮膚炎……………

● 皮膚保護材の接触による刺激（**アレルギー反応**）がある場合（**図5**）は，皮膚保護材を変更する．変更する場合は，やみくもに装具を変更しても，皮膚トラブルが増強したり，トラブルの本当の原因がわからなくなることがあるので，専門家と連携し行ったほうがよい．

● テープによる皮膚障害が発生した場合は，すみやかに使用を中止し，テープを使用しない装具に変更するか，テープ部分はカットして必要時ベルトで固定する．

● テープがないと漏れるのではないかと不安に思う療養者に対しては，皮膚障害が改善したら，ケア方法を変えたり，刺激の少ないテープを使用できることを説明し，納得してもらう．

細菌感染による皮膚炎……………………

● 装具交換手技の不備による皮膚炎もある．**体毛が引き抜かれる**ことは装具交換時にみられ，毛根部

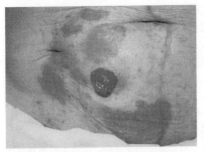

装具装着部にとどまらず，境界鮮明な紅斑が出現する．
皮膚科で検鏡の結果，真菌が確認された

図6 ◆細菌感染による皮膚炎（真菌感染）

に細菌が侵入して毛嚢炎が生じるので，定期的に体毛を処理する．

- ハサミで短くカットしたり，カミソリを使用し体毛を処理する．カミソリを使用する場合はストーマから**外に向かって剃る**ようにする．

- 炎症症状が強く，なかなか改善しないような場合，感染が疑わしい場合には，医師の診察を受け，できれば皮膚科医師に検査をしてもらい，確定診断にもとづいた薬物を使用する．真菌感染を伴っている場合は安易にステロイド含有軟膏を使用すると，悪化させてしまうので，注意する（**図6**）．

- 皮膚科で外用薬を処方される時はローションタイプを希望した方がよいが，中にはアルコールが含有され刺激になるので不適切なことがある．軟膏が処方された時は，部分塗りや対角塗りで装具交換毎に少しずつずらして塗りながら装具を貼るとはがれにくくなる．

ストーマ外来との連携

- ストーマ外来では，皮膚・排泄ケア認定看護師（WOCN：ウォックナース）や，ストーマケアに関して豊富な知識や技術を有する看護師が，患

者・家族のさまざまな相談に応じる.

- 手術を受けた病院にストーマ外来がない場合は,ストーマ外来のある医療機関を紹介してもらうか, 一般社団法人日本創傷・オストミー失禁管理学会のホームページに最新のリストが載っているので活用する.
http://www.jwocm.org/web_stomacare/clinic.php
- ストーマの合併症やトラブル, 生活上の情報収集などにも利用できるため, 日常的に問題がなくても, 1年に1回はストーマ外来を受診し, いつでも相談できる体制づくりをしておく.
- 寝たきりで受診不可能な場合は, 訪問看護師がストーマ外来担当に画像相談できるか問い合わせる. または, 手術した病院でなくても画像相談を受けてくれるWOCNを探しておくと良い. そのときは, ピントの合った写真が必要である.

◆引用・参考文献
1) 稲次直樹:なぜなる? どうする? どう防ぐ? ストーマの合併症・管理困難. 消化器外科ナーシング, 12 (2):22〜31, 2007.
2) 菅井亜由美:ストーマ・PEGスキントラブル対応法. スマートナース, 11 (11):12〜35, 2009.
3) 溝上祐子:入門尿路ストーマケア. p.214〜233, メディカ出版, 2004.
4) 大村裕子:カラー写真で見てわかるストーマケア. p.107〜110, メディカ出版, 2006.
5) 溝上祐子, 河合修三:専門的皮膚ケア. p.86〜93, メディカ出版, 2008.
6) ストーマリハビリテーション講習会実行委員会:ストーマの合併症. p.72, 77, 金原出版, 1998.
7) 倉本 秋, 上出良一, 渡辺 成監訳:ストーマとストーマ周囲皮膚障害. 消化器外科ナーシング, 9 (11):14〜44, 2004.

人工呼吸器に関するスキントラブル

目的

* 人工呼吸器に関するスキントラブルの原因を理解する.
* スキントラブルを予防するためには, 皮膚の状態についてアセスメントしたうえでの予防的なケアが重要である.

人工呼吸器に関するスキントラブルの概要

- NPPV (non-invasive positive pressure ventilation, 非侵襲的陽圧換気) 療養者への在宅看護は, 治療コンプライアンスの改善や維持, 機器トラブルの予防と早期発見, 病状の悪化の予防と異常の早期発見, ADL能力の低下予防, 介護者の負担軽減などを目的に行う.
- 在宅看護における人工呼吸器に関するスキントラブルは, **NPPVのマスク密着部位に多い**.
- 予防にはマスクの選択, フィッティングがカギとなる. また, マスクからの**エアリーク (空気漏れ)** による眼の乾燥, 口渇も広義のスキントラブルである.
- マスクによるもの以外には, 気管切開・気管カニューレ挿入に伴うスキントラブルがある.

原因別対応策

マスク装着によるスキントラブルとその対応……

- NPPVマスクなどの医療機器装着により, 皮膚が局所的な外力を受けて, 痛み, びらん, 皮膚発赤などが起こる. 発赤の好発部位を**図1**に示す.
- 療養者に適した種類とサイズを選択し (**図2**), ヘッドギアの固定ひもを調節する.
- 圧迫部を除圧し, マスクと皮膚のあい

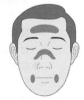

■の部分が好発部位である
図1 ◆発赤の好発部位

鼻マスク

NPPV導入時のファーストチョイスは鼻マスクである. 新しいマスクが開発され, フィット感や操作性が向上している.

製品の特徴:皮膚接触部位に応じて異なる厚みのクッションを採用することで, 安定性と快適性を追求したマスク.

着脱が行いやすいようマグネットクリップを採用.

フルフェイスマスク

マスク使用中に療養者に開口がある場合は, フルフェイスマスクが選択される.

製品の特徴:マスクリークや皮膚圧迫軽減を目指した設計.

額パッドがなく視野が妨げられにくく, マスク装着時でもメガネをかけられる.

図2◆主なマスクの例

表1◆皮膚保護材の種類 (代用品含む)

種類	商品名 (販売元)
ハイドロコロイドドレッシング材	デュオアクティブ (コンバテック), ビジダーム (コンバテック)
シリコンジェルシート	シカケア (スミス・アンド・ネフュー ウンド マネジメント)
冷却シート	冷えピタ (ライオン), 熱さまシート (小林製薬)
化粧用油とり紙	各社
不織布タイプのペーパータオル	リード・クッキングペーパー (ライオン)

だを皮膚保護材 (**表1**) でカバーする.

〈エアリークによるスキントラブルとその対応〉

● マスク周囲からの多量のエアリークにより, **口渇や眼球結膜の乾燥**などのトラブルが起きる.

● マスクフィッティングを見直し, 療養者に適した種類・サイズを選択する. 複数のマスクを使い分けることも効果的である.

● 口腔ケアの実施は有効である. 含嗽を促し, 保湿ジェル (人工唾液), リップクリームを使用する. さらに, 加温・加湿器の使用, 点眼, 眼軟膏の使用を検討する.

〈マスク装着部のケア〉

● 非アルコール性のウェットティッシュを用いて，マスクは毎日水拭きし清潔に保つ.

● 皮膚保護材（シリコンジェルシート）は，剥がして洗浄すれば何回か再使用できる.

● あらかじめ皮膚をきれいに洗浄（清拭）し，皮膚保護材のシカケア（表1）を貼付する.

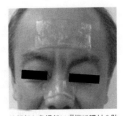

前額部と鼻根部に皮膚保護材を貼付したところ

● エアリークしなければエスアイエイド（シリコンメッシュゲル非固着性創傷ドレッシング材）もクッション性があり有効である.

人工呼吸器に関するスキントラブル

気管切開・気管カニューレ挿入によるスキントラブルとその対応

● 気管切開瘻孔周囲では，固定ひも（バンド）が頸部の皮膚にくい込み，擦過傷・亀裂などが生じる. 痰が多い場合には，気管チューブの脇から分泌物が漏出し，皮膚が浸軟してかぶれる.

● 固定ひも（バンド）やチューブを通すタブ部により圧迫潰瘍ができる. チューブが引っ張られて，気管切開瘻孔部にダメージがかかる.

● 固定ひも（バンド）は強く締め付けすぎると頸部皮膚にくい込み，圧迫や摩擦によるスキントラブルが生じる.

● 固定ひも（バンド）はゆるすぎるとチューブ可動域が増し，気道粘膜を刺激する. 固定ひもは指が1本入る程度の閉め具合に調整し，適度なゆとりをもたせて固定する（p.264,「図4 マスクの装着」を参照）.

● 皮膚の清潔を保持する（清潔な拭き綿で清拭する）. 固定ひもは清潔なものを使用し，汗や垢で汚れていれば交換する. 不織布でできている気管カニューレホルダー（固定バンド）なら，手洗いができ，2〜3か月は使用できる. 気管カニューレ口との接続に柔軟性のあるフレキシブルチューブを使用す

69

る.

- 痰などの気道分泌物が多い場合は，周囲皮膚に皮膚被膜剤を塗布したり，板状皮膚保護材を貼付して皮膚の浸軟を防ぐ.

スキントラブルの予防

- 人工呼吸器にかかわるスキントラブルを予防するためには，**皮膚を清潔に保ち，毎日の洗顔を行い，入浴後は保湿クリームを塗布**する.
- 男性のひげそりは，こまめに電気カミソリで行う．マスクを終日使用している場合は，鼻での深呼吸または口すぼめ呼吸を促しながら，手早く施行する.
- マスク，カニューレ，固定ひも（ベルト）などの異物による接触や圧迫により，皮膚がダメージを受けるため，療養者の皮膚状態にあわせ，皮膚保護材を選択し，モニタリングしていく．マスクによる圧迫に対しては，鼻根部を中心に予防的に皮膚保護材やクッション材を使用するとよい.
- 固定ひもは予備を用意し，こまめに洗濯しておくことが大切である.
- 本人・家族のセルフケアによって，スキントラブ

•••Column•••
ワルファリンカリウム常用者への注意点

　抗血栓薬（ワルファリンカリウムなど）を常用していると出血傾向があり，少しの圧迫や摩擦で皮下出血を起こすことがあるため，常に皮膚の状態の観察が大切である.

　ひげそりの仕方を替えたり，ペットにかまれないように注意するなど，日常生活で出血しないような心がけを指導する.

　スキンケアに関しては，療養者が愛用しているクリームの使用など，療養者のケアの方法を尊重しながら，皮膚状態を一緒に鏡で見て観察・評価をしていくことが，セルフケアにつながる.

ルを回避できるよう，訪問時に皮膚ケアについて一緒に考え，アドバイスする．
● 良質のタンパク質，ビタミン類などバランスのとれた食事をすすめ，栄養状態を維持する．

◆ **引用・参考文献**
1) 押川眞喜子監：写真でわかる訪問看護——訪問看護の世界を写真で学ぶ！ インターメディカ，2007.
2) 中田諭監：わかる！ NPPV導入時のケアと管理のポイント．ナーシング・トゥデイ，25 (5)：17〜46，2010.
3) 呼吸器ケア編集室編：ビジュアルでわかる！呼吸器ケアの手技（呼吸器ケア2005年冬季増刊）．p.241，メディカ出版，2005.
4) 内藤亜由美，安部正敏編：病態・処置別スキントラブルケアガイド．NursingMook46，学習研究社，2008.

人工呼吸器に関するスキントラブル

Memo

....
....
....
....
....
....
....
....
....
....
....
....
....

胃瘻周囲のスキントラブル

* 胃瘻周囲のスキントラブルへの対応は，原因検索が必要なことを理解する．
* 起こりうる事態を想定し，関連職種間で共通理解し，対応方法を統一しておく．経過観察か，医師への相談が必要か，タイミングを逃さないようにする．
* 家族や利用しているサービス提供事業所の職員と情報を共有する．

カテテルの種類

● 胃瘻に用いられるカテテルは，外部ストッパー（外部バンパーともいう）と内部ストッパー（内部バンパーともいう）の形状（**図1**）により4種類に分類され，それぞれメリット・デメリットがある（**図2**）．

● 胃瘻造設術からどの程度経過しているか，カテテルのメーカー・名称・種類・規格・最終交換日と次回交換日，緊急時の連絡方法および対応方法と受け入れ体制を確認しておく必要がある．

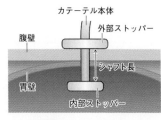

図1 ◆胃瘻に用いられるカテテルの基本構造

外部ストッパーの形状による分類		
	ボタン型	チューブ型

<table>
<tr><td rowspan="2">内部ストッパーの形状による分類</td><td>バルーン型</td><td>

【メリット】
- 蒸留水の出し入れで交換するため瘻孔損傷が少ない（1回/1〜2か月で交換）
- 外見が目立たない
- 動作・更衣等でじゃまにならず自己（事故）抜去がほとんどない
- 栄養剤が通過する距離が短いので，カテーテルの汚染が少ない
- 逆流防止弁がついている

【デメリット】
- バルーンの破裂や縮むことがある
- シャフト長が変えられない
- 指先でボタンの開閉がしづらい場合がある

</td><td>

【メリット】
- 蒸留水の出し入れで交換するため手技が容易（1回/1〜2か月で交換）
- 栄養チューブとの接続が容易
- 外部ストッパーを動かせる

【デメリット】
- バルーンの破裂・縮む場合がある
- チューブの固定の向きにより瘻孔に圧迫がかかる
- 自己（事故）抜去しやすい

</td></tr>
<tr><td>バンパー型</td><td>

【メリット】
- カテーテルが抜けにくい
- 交換までの期間が長い（1回/5〜6か月で交換）
- 外見が目立たない
- 動作・更衣等でじゃまにならず自己（事故）抜去がほとんどない
- 栄養剤が通過する距離が短いので，カテーテルの汚染が少ない
- 逆流防止弁がついている

【デメリット】
- 交換時に痛みや圧迫感がある
- シャフト長が変えられない
- 指先でボタンの開閉がしづらい場合がある
- 胃壁に強く固定したままでは，胃壁を圧迫し埋没してしまう可能性がある

</td><td>

【メリット】
- カテーテルが抜けにくい
- 交換までの期間が長い（1回/5〜6か月で交換）
- 栄養チューブとの接続が容易
- 外部ストッパーを動かせる

【デメリット】
- 交換時に痛みや圧迫感がある
- チューブの固定の向きにより瘻孔に圧迫がかかる
- 自己（事故）抜去しやすい
- 胃壁に強く固定したままでは，胃壁を圧迫し埋没してしまう可能性がある

</td></tr>
</table>

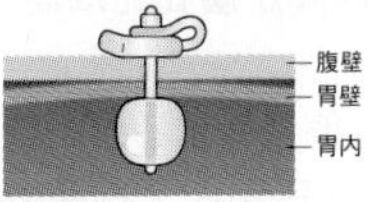

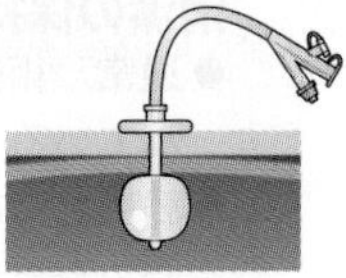

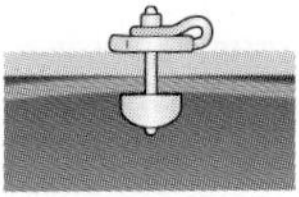

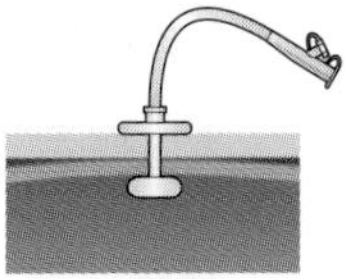

図2◆胃瘻に用いられるカテーテルの種類とメリット・デメリット

胃瘻周囲のスキンケアの原則

清潔の保持・・・・・・・・・・・・・・・・・・・・・・・・・・

- 通常，術後 2 週間以降が瘻孔完成期[*1]と考えられている [1]．

- 局所および全身の状態にもよるが，術後 1 週間以降でシャワー浴，10 日から 2 週間で入浴が可能となる．

- 瘻孔部は覆わず，直接シャワーで洗浄し，入浴時は瘻孔部をそのまま浴槽につけてよい．

- ふだん使用している石けんでもよいが，高齢者や皮膚の乾燥などスキントラブルのリスクがある療養者の場合は，弱酸性洗浄剤や保湿効果のある洗浄剤を選択する．

- 洗浄剤による頻回な洗浄は皮膚のバリア機能の低下をまねくため，1 日 1 回愛護的に行う．

- 洗浄後はタオル等で擦らずに，押さえ拭きを十分に行う．

[*1] 瘻孔完成期：瘻孔完成とは腹壁と胃壁が癒着した状態をいう．年齢・全身状態・栄養状態などで個人差があるといわれる．

保護・・・・・・・・・・・・・・・・・・・・・・・・・・・・・・・・

- 瘻孔周囲皮膚への消化液や粘液の付着は浸軟や皮膚の pH を上昇させ，細菌が繁殖しやすい環境となる．

- 粘液の付着や微量な消化液の漏出がある場合は保護目的で撥水性の被膜を形成するスキンケア用品を使用する（**図 3**）．

- 瘻孔周囲皮膚を保護するドレッシング材を貼付する方法もある．ただし，感染が予測される場合はドレッシング材貼付による密閉はしない．

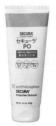
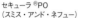

セキューラ®PO
（スミス・アンド・ネフュー）

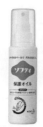

ソフティ保護オイル
（花王プロフェッショナル・サービス）

図3 ◆撥水性の被膜を形成するスキンケア用品の例

〈瘻孔完成後の保護〉

瘻孔完成後のガーゼ保護はしない．栄養剤や消化液を吸収し湿潤したガーゼの持続的な接触は，皮膚を浸軟させ，接触皮膚炎等をまねく可能性がある．

〈白色ワセリンの使用〉

白色ワセリン（油脂性軟膏）は，入手が容易であり，洗浄後の皮膚の水分蒸散を防ぎ保湿も可能である．筆者は予防的に皮膚が光沢を帯びる程度に少量のワセリンを塗布している．しかし，浸軟している場合は増悪の可能性があるため，使用は控える．

物理的刺激の回避

● 胃瘻造設術後7日ほどで抜糸され，術後1～2日目に外部ストッパーは緩められる．外部ストッパーは皮膚から1～1.5cm[2, 3]のあそび（隙間）があるように調整する（**図4**）．

● チューブ型は腹壁に対しカテーテルの根元を垂直に立てて管理する．胃壁・瘻孔縁・瘻孔周囲皮膚の同一部位の圧迫を避けるため，PEGカテーテルを360°回転させる．この際，スムーズに回転

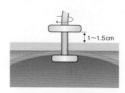

カテーテルを垂直に立てて軽く
持ち上げ，皮膚面と外部ストッ
パーのあいだが 1 〜 1.5 cm に
なっていることを確認する

図4◆外部ストッパーの調整

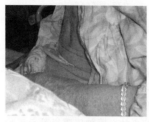

外部ストッパーが埋もれて
いる．内部ストッパーによ
る胃壁の圧迫も予測される

図5◆座位時の腹壁の変化

するか，上下に動かすことができるかを確認す
る．内部ストッパーの圧迫により胃潰瘍や内部バ
ンパーが胃粘膜下へ潜り込む，バンパー埋没症候
群の危険性がある．

● 栄養剤注入による体重増加で腹部の脂肪が厚くな
り，頭側挙上や車椅子乗車時にストッパーが食い
込む状況がある．姿勢の変化によってストッパー
の圧迫が生じていないか注意する（**図5**）．

スキントラブルへの対応

● スキントラブルを発見した際は，原因の検索と除
去を図るとともに，胃壁にトラブルが生じている
可能性も考える．

● いつから，どこに，どのようにスキントラブルが
発生したか，どのように対処していたか，現在ど
のように対処しているか，経緯と現状を確認する．

瘻孔辺縁から瘻孔周囲皮膚の発赤……………

【観察のポイント】

● 瘻孔周囲皮膚の発赤・浸軟（疼痛・瘙痒感・発赤・浸軟から，表皮剥離，びらん，潰瘍へと移行する可能性がある）（**図6**）・水疱の有無.

【確認のポイント】

① 発赤の範囲は，瘻孔周囲皮膚の外部ストッパーに一致しているか
② 全周性か限局性か，表面か深部からか
③ 表皮剥離や皮膚の色調変化はあるか
④ 滲出液（漿液性・血性・膿性），硬結，疼痛など局所の感染徴候はあるか
⑤ 発熱はあるか
⑥ カテーテルの可動性（あそび）はあるか
⑦ 漏れ（瘻孔からか，カテーテルからか，またどのようなときに，どの部分から漏れるのか）はあるか
⑧ 腹帯などによる外部ストッパーの圧迫はないか

【原因】

● 接触皮膚炎は，医療用テープや栄養剤の漏れ（瘻孔開大・胃内圧の上昇，栄養剤の停滞，カテーテル本体の破損など），消化液，汗を吸収したガーゼ等の持続的な接触，腹部脂肪層やしわによる皮膚の密着などが原因となって起こる.

● 瘻孔感染（**図7**）は，内部ストッパーによる深部組織の圧迫虚血の状態で炎症を起こしている瘻孔への細菌の繁殖が原因である[4].

● 瘻孔の感染の評価には，Jainの基準がある（**表1**）.

【対策】

① 石けん（できれば弱酸性の洗浄剤）の泡で愛護的に十分洗浄する.

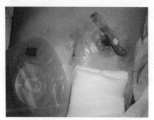
瘻孔周囲から消化液が漏出し，発赤・びらんが生じている

図6◆消化液の漏出

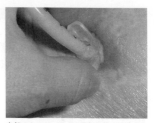
内部ストッパーによる深部組織の圧迫虚血の状態で瘻孔が炎症を起こしている

図7◆瘻孔周囲炎

表1◆Jainの基準

発赤	滲出液	硬結
0：発赤なし	0：滲出液なし	0：硬結なし
1：直径＜5mm	1：漿液	1：直径＜10mm
2：直径6〜10mm	2：漿液血液状	2：直径11〜20mm
3：直径11〜15mm	3：血性	3：直径＞20mm
4：直径＞15mm	4：膿性	

スコアの合計点が8点以上，もしくは明らかな膿汁の流出がみられたたときに「感染あり」とする

②医療用テープの貼付部位や種類の変更，もしくは中止，ガーゼを使用している場合は交換回数が増えることや使用中止を検討する．

③カテーテル本体が破損している場合，ボタン型でシャフト長（内部ストッパーと外部ストッパーとの距離．）が変えられない場合，瘻孔が開大している場合，局所の感染徴候や発熱がある場合は，主治医に相談する．

④感染徴候がなく，カテーテルの開放（減圧）や時間をおいてから栄養剤の注入速度や量を調整しても漏れる場合は，主治医に現状を伝え，相談する．

⑤表皮剥離・びらんが生じた場合は，胃瘻周囲皮膚を保護する専用の皮膚保護剤やドレッシング材，用手形成皮膚保護材（アダプト™皮膚保護シール［ホリスター］）のほか，粉状皮膚保護剤（プロケアーパウダー［アルケア］など）を散布する方法

もある．滲出液を吸収し，固着して創面を保護するとともに，pH 緩衝作用で化学的刺激と細菌感染のリスクを低減する．

⑥発赤が接触皮膚炎か真菌症かの判断が必要である．

⑦抗菌薬含有の石けんもある（コラージュフルフル泡石鹸［持田ヘルスケア］）．

不良肉芽···

【観察のポイント】

● 瘻孔辺縁の脆弱な肉芽の盛り上がり，少量の出血，滲出液，疼痛の有無（**図8**）．

【確認のポイント】

● カテーテルの可動性，持続的な接触，倒れ込みを確認する．

【原因】

● 慢性的な物理的刺激が考えられる（外部ストッパーによる瘻孔辺縁の摩擦）．

【対策】

①瘻孔に負荷をかけないよう，1 枚にしたティッシュペーパーでつくったこより（**図9**）や化粧パフなどを使い，カテーテルを垂直に管理する．

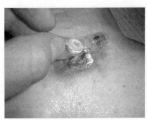

外部ストッパーの慢性的な物理的刺激により発生する

図8 ◆不良肉芽

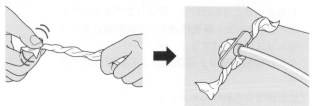

2枚1組のティッシュペーパー1枚でこよりを作成する．こよりは固くせずに，ふわっとしたものを作成する

図9◆こよりの作成と使用の方法

②上記の方法で改善せず，出血や疼痛を伴う場合は硝酸銀による焼灼や液体窒素による凍結療法，外科的切除がある．ステロイド軟膏を塗布する方法もある[5]．

家族・サービス提供事業所の職員との情報共有

● 訪問入浴やデイサービス，ショートステイなどを利用している場合は，各サービス提供事業所の職員（以下，職員）に瘻孔周囲皮膚の具体的な観察点を伝達する（**表2**）．

● 在宅で行っているスキンケアの継続と注意事項（たとえば移動時はカテーテルが引っ張られないよう気をつける，栄養剤注入時の姿勢，注入時間など）を具体的に情報伝達する．

● 瘻孔辺縁から瘻孔周囲の皮膚の発赤や不良肉芽のようなスキントラブルが生じた場合を想定し，在宅では家族，施設利用時は職員が対応可能か，事前に主治医と具体的な対応策を話しあっておくとよい．

● 誰に，どのような方法で連絡をとるのか，連絡を待つあいだにどのようなものを使い，どのような対処が必要か，具体的な連絡方法・対処方法を，ケアマネジャー・職員とで共通理解しておく必要がある．

表2 ◆瘻孔周囲の観察項目

瘻孔周囲皮膚・瘻孔縁
• 発赤　• 表皮剥離　• びらん
• 潰瘍　• 色素沈着　• 色素脱失
• 出血　• 排膿　• 疼痛　• 瘙痒感
• 丘疹・小水疱　• 浸軟　• 不良肉芽
上記の変化が見られた場合は，その範囲と大きさを確認する

◆引用・参考文献

1) 岡田晋吾監：胃ろう PEG のケア Q&A．p.26 〜 30，76 〜 83，116 〜 128，照林社，2005．

2) 田中秀子編著：ナースのためのスキンケア実践ガイド．p.37 〜 41，照林社，2008．

3) 小川滋彦編：PEG パーフェクトガイド．Nursing Mook33，p.24 〜 47，学習研究社，2006．

4) NPO 法人 PEG ドクターズネットワーク編：胃ろう PEG 手帳——在宅と施設での介護のために．p.18 〜 21，PEG ドクターズネットワーク，2005．

5) 岡田晋吾：特集 PEG，PEG の造設と管理，ALmedia，58：2 〜 5，2009．

6) 内藤亜由美，安部正敏編：病態・処置別スキントラブルケアガイド．Nursing Mook46，p.76 〜 80，学習研究社，2008．

7) 西山順博：ナースのためのスキルアップノート　看護の現場ですぐに役立つ　胃ろうケアのギモン．p.68 〜 71，秀和システム，2018．

8) 藤本かおり編：褥瘡・ストーマ・排泄・スキンケアナースポケットブック．p.495 〜 498，学研メディカル秀潤社，2021．

9) 岡田晋吾監：病院から在宅まで PEG（胃瘻）ケアの最新技術．p.81 〜 86，94 〜 98，照林社，2010．

10) 内藤亜由美・安部正敏編：改訂第 2 版 スキントラブルケア パーフェクトガイド：病態・予防・対応が全てわかる！．p.312，学研メディカル秀潤社，2019．

11) 安部正敏編著：イチから学ぶ！ナースのための 皮膚科看護学入門．p.134，学研メディカル秀潤社，2021．

チューブ・ドレーン周囲のスキントラブル

目的

* チューブ・ドレーンが挿入されている療養者は，チューブ・ドレーン自体の接触や，医療用テープを使用しているため，スキントラブルを起こしやすい状態にあることを理解する.
* スキントラブルの予防には，皮膚を損傷しないスキンケアの実施と，固定部位・目的に応じた医療用テープやポリウレタンフィルム，ドレッシング材の選択の必要性を理解する.

スキントラブルの原因

● チューブ・ドレーンに関するスキントラブルの原因には，①血液や消化液・排泄物の漏出，汗（時間が経過するとアルカリ性に変化する）による化学的刺激，②チューブ・ドレーンを固定するために使用している医療用テープ（以下，テープ）の緊張や粘着と剥離を繰り返すことによる物理的刺激，粘着剤による化学的刺激，③チューブ・ドレーンが挿入部周囲に接触することによる物理的刺激，④感染，などがある（**表1**）.

表1 ◆ チューブ・ドレーン周囲の皮膚のスキントラブルの原因

化学的刺激	● 血液，消化液，排泄物，汗の付着 ● 消毒薬の付着 ● 医療用テープの粘着剤成分
物理的刺激	● 医療用テープによる境界部の緊張，通気性の阻害 ● 繰り返される医療用テープの粘着と剥離 ● 挿入部へのチューブ・ドレーンの接触や圧迫 ● 固定糸による刺激 ● 洗浄・清拭時の摩擦
感染	● 表在性真菌症（白癬・カンジダ）

チューブ・ドレーンが挿入されている療養者の皮膚…

● チューブ・ドレーンが挿入されている療養者の多くは，低栄養や浮腫・抗がん薬や副腎皮質ステロイド薬などの治療薬の影響，高齢などから皮脂分泌量や水分保持能力といった皮膚バリア機能，皮膚の再生力や防御能も低下している可能性がある．

● 皮膚が脆弱になる要因を有している療養者のチューブ・ドレーン周囲の皮膚は，テープによる被覆や消化液などの付着で，さらに脆弱になっている可能性がある．そのため，二次的な皮膚障害を起こさないよう，予防的・愛護的なスキンケアが必要である．

予防的スキンケアの方法…………………………

● スキンケアとは「皮膚の生理機能を良好に維持する，あるいは，向上させるために行うケアの総称」とされている．具体的には，「皮膚から刺激物，異物，感染源などを取り除く洗浄，皮膚と刺激物，感染源などを遮断したり，皮膚への光熱刺激や物理的刺激を小さくする被覆，角質層の水分を保持する保湿，皮膚の浸軟を防ぐ水分除去などをいう」と定義されている[1]．

【洗浄・清潔】

注意！ チューブ・ドレーンの挿入部によっては，洗浄にあたり医師への相談が必要である．

● 洗浄剤の泡でやさしく洗浄する．

● 洗浄剤は皮膚の pH に近い弱酸性で泡状のものを選択するとよい．保湿機能を兼ねているものもある．

● 皮膚に残った粘着剤は擦るなどの機械的刺激を加えず，洗浄剤の泡で汚れを浮かせて取り除く．

- 粘着剤の除去が困難な場合は，剥離剤などで粘着成分を除去してから洗浄剤で洗浄または清拭する．
- 必要な皮脂を除去しないよう洗浄の湯の温度は37 〜 39℃程度とする [2]．
- 洗浄成分が残らないよう十分に洗浄または清拭を行う．
- 洗浄・清拭後の水分は丁寧に押さえ拭きをする．シリコーン系の剥離剤であっても微量のオイルが入っている製品もある．そのため，剥がした後，その成分を十分に拭き取ることで再粘着の環境を整えることができる．

【被覆・保護】

- 皮膚に薄い膜を形成し，テープの粘着刺激や剥離刺激から皮膚を守る皮膚被膜剤（リモイス®コート，キャビロン非アルコール性皮膜など）もある（図1）．
- テープの貼付範囲や位置を可能なかぎりずらし，同一箇所への負担を軽くする．
- テープやポリウレタンフィルム，ドレッシング材（以下：フィルム材）は毛流に沿って剥離する（図2, 3）．
- 体毛が濃い場合には，貼付前にはさみなどでカッ

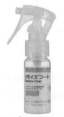

リモイス®コート（アルケア）

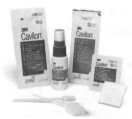

キャビロン非アルコール性皮膜
（スリーエムジャパン）

図1 ◆ 皮膚被膜剤の例

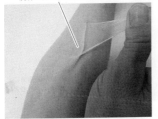

皮膚が引っ張られている

図2 ◆ フィルム材の剥離（悪い例）

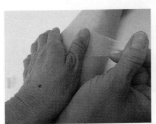 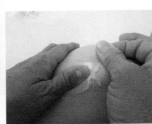

毛流に沿い，皮膚のたるみを矯正しながら，平行に引き伸ばして剥がす

図3 ◆ フィルム材の剥離（良い例）

トしておく．

● 貼付前にテープの端を折り返しておく（**図4**）．
　こうしておくと剥離開始時に爪でテープを引っか
　けて剥がす必要がない[3]．

● つまみにより剥離しやすいということは，剥がれ
　やすくなる可能性がある．貼付部位と目的を第一
　に，テープの粘着剤，基材，剥離剤の有無，療養
　者の状態を勘案してつまみをつけるかどうかを判
　断する．

● テープを貼るときは皮膚を緊張させず，中央から
　両側に押さえながら貼る．片側から引っ張って固
　定しない（**図5，6**）．

● 皮膚被膜剤・粘着剥離剤（以下，剥離剤）には，
　主にワイプタイプとスプレータイプの2つがあ

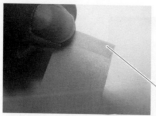

テープに折り返し（つまみ）をつくることで、剥離時に爪でテープの端をめくる必要がなくなる

図4 ◆テープに折り返しをつける

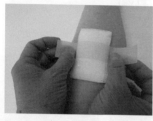

皮膚を緊張させず、中央から両側へ貼って基部を固定する。ドレッシング材やガーゼに対し、テープの長さをぎりぎりにせず、余裕をもたせる

図5 ◆テープの貼り方

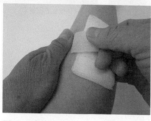

剥がす方向とは逆に皮膚を軽く押さえ、毛流に沿って折り返すように90〜150°の角度でゆっくりと剥がす

図6 ◆皮膚を傷めにくい剥離方法

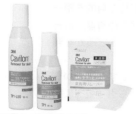

3M™ キャビロン™ 皮膚用リムーバー（スリーエムジャパン）

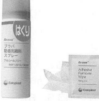

ブラバ™ 粘着剥離剤（コロプラスト）

図7 ◆剥離剤の例

× 悪い例

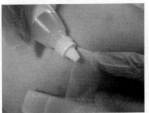

○ 良い例

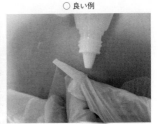

剥離剤をテープの上から使用しない. テープの基材と粘着剤の間の接着が弱くなる. その結果, ノリ残りが生じやすくなり, 皮膚から剥離しにくくなる

剥離剤は, テープと皮膚の境界に使用する

図 8 ◆ 剥離剤の使用方法

る. 部位により使い分けるとよい.

● テープを剥がす際に剥離剤を使用する場合は, テープの上から滴下や噴霧をせず, テープの隙間に入り込ませるよう, 意識する.

【保湿】

● 水での洗浄が不要な清拭剤・洗浄剤の中には, 汚れは浮き上がらせ, 保湿成分によりバリア機能の改善ができるものもある (**図 9**).

● 保湿剤の塗布後, 皮膚になじんだ状態でテープを貼付できる保湿ローションなどもある (**図 10**).

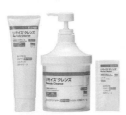

リモイスクレンズ (アルケア)

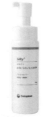

シルティ水のいらないもち泡洗浄 (コロプラスト)

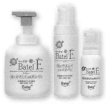

ベーテル F 清拭・洗浄料 (ベーテル・プラス)

図 9 ◆ 清拭剤・洗浄剤の例

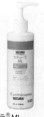
セキューラ® ML
(スミス・アンド・ネフュー)

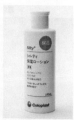
シルティ保湿ローション
(コロプラスト)

図10 ◆保湿ローションの例

部位別の管理方法

● テープを構成する粘着剤*¹や基材（**図11**）により、透過性・通気性・伸縮性が異なるため[4]、固定部位・目的に応じて選択する.

● 伸展・屈曲する部位には基材が布で伸縮性・柔軟性があるテープを選択する方法がある. ただし、皮膚にずれが生じ、水疱を形成する可能性があるため、張力をかけずに貼付する.

● テープ貼付部は水分蒸散が抑制され、浸軟を起こしやすくなる. 浸軟した皮膚は酸外套*²によるバリア機能が低下し、物理的刺激を受けやすくなるとともに、アルカリ性に傾くため、細菌が繁殖しやすくなる.

● 日常的にテープを貼付している療養者は、入浴後

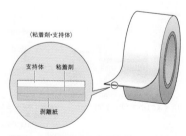

〈粘着剤・支持体〉

支持体　粘着剤

剥離紙

図11 ◆医療用テープの構造

に皮膚が乾いた状態で貼付位置をずらし，テープを交換する.
● 入浴後のテープの剥離は，入浴に伴う局所の温度上昇による粘着力の変化と浸軟による皮膚の脆弱化に留意して行う.

＊1 粘着剤：テープの粘着剤には，天然ゴム，合成ゴム，アクリル，シリコンがある.
＊2 酸外套：皮脂膜が皮膚表面を覆い，表面を弱酸性に保っている状態をいう.

スキン – テア [5)～6)] (図12)

● スキン – テアとは，主として高齢者の四肢に発生する外傷性創傷であり，摩擦単独あるいは摩擦・ずれによって表皮が真皮から分離（部分層損傷），または表皮および真皮が下層構造から分離（全層損傷）して生じるものである.
● 例として体位変換や車椅子への移動時，身体を支持していたら皮膚が裂けた，更衣時に衣服が擦れて裂けたなど，日常のケアで生じる可能性がある.
● スキン – テアの予防・管理については日本創傷・オストミー・失禁管理学会のホームページで見ることができる.
● スキン – テア発生時の最も多い状況として，テープ剥離時があげられている．テープを剥離した際

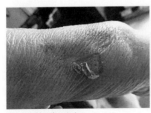
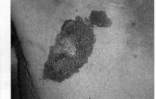

多くは四肢に生じやすい

図12 ◆スキン – テア

に生じるスキン-テアを「テープ–テア」という.
● テープ–テアを予防するため, 固定部位により, テープの粘着剤・形状・固定方法を検討するとともに, 貼り方・剥がし方に留意する.

在宅中心静脈栄養法を実施中の療養者………

● 刺入部の出血, 滲出液や発赤・腫脹・硬結などの感染徴候, 固定糸のはずれ, 固定糸に一致する感染徴候がある場合は, 全身的に発熱がなくとも医師に報告する.

● 点滴ルートや混注口等の接触していた部位に圧迫痕がないか確認する (とくに浮腫がある療養者).

● フィルム材には, 滅菌処理が施され水蒸気透過性が高いフィルム材や, これらに非固着性の吸収パッドが組み合わされたフィルム材もある (**図13**).

● 輸液等で使用するドレッシング材やテープは在宅療養管理指導料を算定している場合は, 在宅医の負担で支給される. しかし, 挿入部位, 発汗量, 季節, 過敏性により再選択する必要がある場合には主治医に相談する.

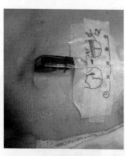

フィルム材を貼付する部分の体毛は処理, もしくは避けて貼る

図13◆刺入部の固定の例

経鼻胃管を挿入中の療養者……………………

- 経鼻胃管は，皮脂が多く，鼻汁や汗で湿潤しやすい部位に固定される．また，頸や表情筋の動きでチューブが動き，緊張がかかる部位でもある（**図14**）．
- 皮膚の損傷リスクが高いため，テープ固定の位置を変更することも重要である．
- さらに経鼻胃管そのものの重みによる誤抜去や鼻翼・鼻梁部への圧力の集中を回避するため，挿入されている鼻孔と同側の頬部の2か所で固定する．この際，チューブが鼻孔に接触しないように固定する（**図15**）．
- 在宅の場では，比較的テープ固定を要する頻度が高く，医療関連機器圧迫創傷（MDRPU）を生じやすい（**図16**）．

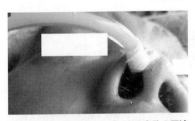

図14◆経鼻胃管チューブによる鼻孔の圧迫

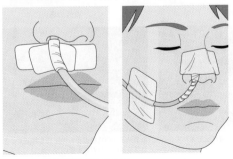

図15◆経鼻胃管の固定法の例

● なお MDRPU は、「医療関連機器による圧迫で生じる皮膚ないし下床の組織損傷であり、厳密には従来の褥瘡すなわち自重関連褥瘡と区別されるが、ともに圧迫創傷であり広い意味では褥瘡の範疇に属する。なお、尿道、消化管、気道の粘膜に発生する創傷は含めない」と定義されている[8]。

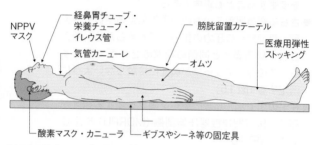

図16 ◆ 在宅での MDRPU の好発部位

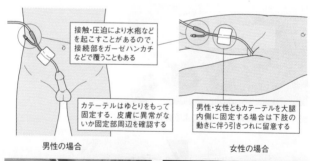

接触・圧迫により水疱などを起こすことがあるので、接続部をガーゼハンカチなどで覆うこともある

カテーテルはゆとりをもって固定する。皮膚に異常がないか固定部周辺を確認する

男性・女性ともカテーテルを大腿内側に固定する場合は下肢の動きに伴う引きつれに留意する

男性の場合

女性の場合

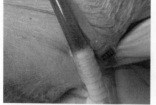

カテーテルの接続部で皮膚が圧迫されている

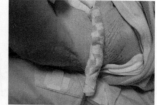

カテーテルの接続部からの圧迫を軽減するためタオルのハンカチを巻いている

図17 ◆ 膀胱留置カテーテルの固定法の例

膀胱留置カテーテル挿入中の療養者………

- 男性の場合，陰茎陰のう角部に圧が加わらないよう，陰茎を頭側に向け，ゆとりをもたせ，下腹部に固定する．尿道粘膜皮膚移行部の損傷に留意する．この際，女性の場合や男性の場合も，大腿内側に固定することもある．
- いずれも，カテーテルに緊張がかからず，体動によりカテーテルが引きつれないよう適度なゆるみをもたせる（**図17**）．
- 固定位置は訪問ごとに交換する．カテーテルの固定方法を**図18**，**図19**に示す．

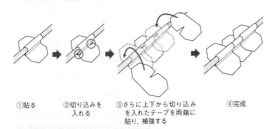

①貼る　　②切り込みを
　　　　　　入れる　　③さらに上下から切り込み
　　　　　　　　　　　を入れたテープを両端に
　　　　　　　　　　　貼り，補強する　　④完成

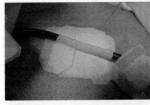

療養者の皮膚の状態により，同種のテープの重ね貼りやストーマ用品である板状皮膚保護剤の併用の必要性を判断する

図18 ◆カテーテルを皮膚に直接固定する方法の例

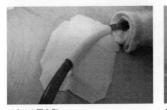

Ω止めの固定例

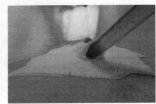

Ω止めになっていない

図19 ◆カテーテル固定のテープの貼り方

テープによるスキントラブルの原因と対策

● スキントラブル発生時は，原因の検索と除去が重要である．どこに，いつから，なぜ（①テープの材質：粘着剤，基材，透過性，通気性，②テープの剥離・貼付方法，③交換間隔，④チューブ・ドレーンの先端が挿入されている部位，排液や滲出液の性状，⑤療養者の状態に影響する要因：低栄養，抗がん薬の影響，アレルギーなど）を確認する．

発赤

● テープの粘着剤やテープ貼付前に皮膚に付着していた物質の浸透[8]によって起こる接触皮膚炎の可能性がある．

● 可能なかぎりテープの使用を避ける．やむを得ずテープを使用する場合は，粘着剤の異なるテープへ変更する．部位によっては，接触皮膚炎によるものか，皮下への感染や炎症を伴うものか，主治医に報告する．ストーマ用品である板状皮膚保護剤，ハイドロコロイドドレッシング材を貼付した上にテープを貼付する方法もある．

水疱

● 水疱を伴う疾患との鑑別が必要なため，主治医に確認する．

● テープの粘着剤が原因となるよりもテープの貼り方，剥がし方によって生じる．

● 水疱が緊満しておらず，水疱内液が漿液性でクリアであればフィルム材を貼付し，保護する方法もある．水疱が緊満し疼痛を伴う場合は，穿刺を検討する．その場合，水疱部分の皮膚は除去せず密着させる．

表皮剥離

● 繰り返されるテープの剥離，テープの強い粘着力

と剥離するときの力の強さによって起こる.

● 部位，炎症徴候の有無，滲出液の量・性状，療養者の痛みや不快感などを主治医に報告する. ハイドロコロイドドレッシング材を貼付する方法もあるが，慎重に判断する. 粉状皮膚保護剤を散布することで，滲出液の吸収・創面の保護が可能となる.

◆ 引用・参考文献
1) 日本褥瘡学会用語集検討委員会，阿曽洋子他：日本褥瘡学会で使用する用語の定義・解説 - 用語集検討委員会報告 1-, 日本褥瘡学会，9 (2)：22 ～ 231, 2007.
2) 藤本かおり編：褥瘡・ストーマ・排泄・スキンケアナースポケットマニュアル，p.464 ～ 470, 学研メディカル秀潤社，2021.
3) 志村知子：医療用テープで起こる皮膚損傷を防ぐために基本技術. 特集 テープ固定と剥離から "皮膚を守れる" - チューブ・ライン固定術，エキスパートナース，35 (7)：27 ～ 29, 2019.
4) 田中秀子編著：ナースのためのスキンケア実践ガイド. p.87 ～ 96, 照林社，2008.
5) 一般社団法人日本・創傷・オストミー・失禁管理学会編集：ベストプラクティス　スキン - テア（皮膚裂傷）の予防と管理，p.6, p.11 ～ 12, 照林社，2015.
6) 松原康美：創傷管理ナースポケットマニュアル - 褥瘡・MDRPU・IAD・スキンケア，p.122 ～ 123, 医学書院，2019.
7) 一般社団法人日本褥瘡学会編：ベストプラクティス　医療関連機器圧迫創傷の予防と管理，p.6, 照林社，2016.
8) 松原康美編著：スキントラブルの予防とケア──ハイリスクケースへのアプローチ. ナーシング・プロフェッション・シリーズ，p.57 ～ 70, 医歯薬出版，2008.
9) 佐藤憲明編：ベストプラクティスコレクション──ドレナージ管理＆ケアガイド. p.20 ～ 23, 70 ～ 74, 中山書店，2008.
10) 竹末芳生，藤野智子編：術後ケアとドレーン管理. エキスパートナースガイド，p.295 ～ 302, 317 ～ 323, 330 ～ 333, 照林社，2009.

チューブ・ドレーン周囲のスキントラブル

褥瘡の予防とケア

目的

* 褥瘡予防における，発生予防・悪化予防・再発予防の視点の必要性が理解できる.
* 家族をはじめ，かかわる介護者も皮膚の変化に早期に気づけるような指導の重要性を理解し，実施できる.
* 療養者の局所要因と個体要因，環境・ケア要因のアセスメントの必要性が理解できる.
* アセスメントを理解し，かかわる職種と統一した基本的なケアが継続できる.

褥瘡の発生要因

- 褥瘡は耐久性が低下している組織に限局的な外力が加わり発生する.
- しかし，局所の問題だけでなく，褥瘡発生要因には，療養者の個体要因と環境・ケア要因が複合的に関与しているといわれている[1](図1).

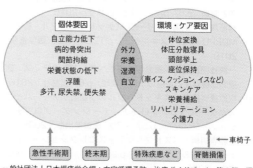

一般社団法人日本褥瘡学会編：在宅循環予防・治療ガイドブック-第3版 褥瘡予防・管理ガイドライン（第4版）準拠，p.40. 照林社，2015 を参考に作成

図1 ◆ 褥瘡の発生要因

褥瘡の好発部位

● 褥瘡の好発部位は体位によって異なる（**図2**）．
療養者が好む体位（得手体位，**図3**），装着して
いる医療機器，テレビやベッドの位置といった居
室の環境，移動や体位変換をはじめ介護の方法な
ど，さまざまな要因で，好発部位とは異なる位置
に発生する場合もあり，全身の皮膚を細やかに観

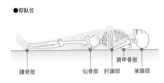

●仰臥位

踵骨部　　仙骨部　肘頭部　後頭部

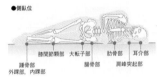

●側臥位

踵骨部　膝関節顆部　大転子部　肋骨部　耳介部
外踝部，内踝部　　腸骨部　肩峰突起部

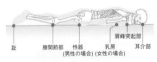

●腹臥位

趾　膝関節部　性器　乳房　耳介部
　　　　　（男性の場合）（女性の場合）

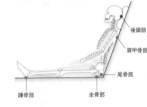

●座位（ヘッド上・頭側挙上時）

後頭部
肩甲骨部
尾骨部
踵骨部　　坐骨部

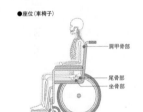

●座位（車椅子）

肩甲骨部
尾骨部
坐骨部

図2 ◆ 褥瘡の好発部位

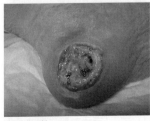
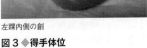

左踝内側の創

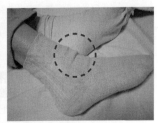

右内踝で左内踝を圧迫

図3 ◆ 得手体位

察する必要がある.

褥瘡発生のリスクアセスメント

● 褥瘡発生予測のためのリスクアセスメント・スケールには，ブレーデンスケール・OH スケール・在宅版褥瘡発生リスクアセスメント・スケール（在宅版 K 式スケール）など複数がある[2)3)]．各スケールとケアプランの関係は**表 1** に示す.

● 各スケールで，採点時期・使用される項目の定義と評価方法が異なるため，スケールの特徴と合わせ，理解したうえで使用する．以下にその概要を記す.

表 1 ◆各スケールとケアプランの関係

ケアプラン	危険因子の評価	OH スケール	在宅版褥瘡発生リスクアセスメント・スケール（在宅版 K 式スケール）	ブレーデンスケール
圧力・ずれ力の排除	基本的動作能力（ベッド上・イス上），病的骨突出	自力体位変換能力，病的骨突出	自力体位変換不可，骨突出，ずれ，体圧	知覚の認知，活動性，可動性，摩擦とずれ
スキンケア	皮膚浸潤，皮膚の脆弱性（浮腫）（スキン–テアの保有，既往）	浮腫	湿潤	湿潤
栄養状態	栄養状態低下		栄養状態悪い	栄養状態
リハビリテーション	基本的動作能力，関節拘縮	自力体位変換能力，関節拘縮	自力体位変換不可	活動性，可動性
介護力	1 つ以上の危険因子の存在	1 つ以上の危険因子の存在	介護知識がない	総点 17 点以下

日本褥瘡学会編：在宅褥瘡予防・治療ガイドブック，p35，p46 ～ 48，p24，照林社，2008 を参考に作成

褥瘡危険因子の評価

● 訪問看護管理療養費の規定で，「障害老人の日常生活自立度（寝たきり度）判定基準」による B1 ～ C2 の利用者に対して，「褥瘡対策に関する看護計画書（例示）」（**表 2**）を用いて，「褥瘡の危険

表2 ◆褥瘡対策に関する看護計画書（例示）

参考様式

褥瘡対策に関する看護計画書（例示）

氏名 ＿＿＿＿＿＿＿＿＿＿＿＿＿＿＿ 殿　男　女　　記入看護師名 ＿＿＿＿＿＿＿＿＿＿　　計画作成日 ＿＿＿＿＿＿

　　　　年　月　日生　（　　歳）

褥瘡の有無　1. 現在　なし　あり（仙骨部、坐骨部、尾骨部、腸骨部、大転子部、踵部、その他（　　））　　褥瘡発生日 ＿＿＿＿＿＿

　　　　　　2. 過去　なし　あり（仙骨部、坐骨部、尾骨部、腸骨部、大転子部、踵部、その他（　　））

＜日常生活自立度の低い利用者＞

日常生活自立度	J(1, 2)	A(1, 2)	B(1, 2)	C(1, 2)		対処
・基本的動作能力 （ベッド上 自力体位変換）				できる	できない	
（イス上 坐位姿勢の保持、除圧）				できる	できない	「あり」もしくは「できない」が1つ以上の場合、看護計画を立案し実施する
・病的骨突出				なし	あり	
・関節拘縮				なし	あり	
・栄養状態低下				なし	あり	
・皮膚湿潤（多汗、尿失禁、便失禁）				なし	あり	
・皮膚の脆弱性（浮腫）				なし	あり	
・皮膚の脆弱性（スキン-テアの保有、既往）				なし	あり	

危険因子の評価

両括弧内は点数（※1）

		(0)皮膚損傷・発赤なし	(1)持続する発赤	(2)真皮までの損傷	(3)皮下組織までの損傷	(4)皮下組織をこえる損傷	(5)関節腔、体腔に至る損傷	(DTI)深部損傷褥瘡(DTI)疑い（※2）	()内は深さ判定が不能の場合
褥瘡の状態の評価 〈DESIGN-R®2020〉	深さ	(0)皮膚損傷・発赤なし	(1)持続する発赤	(2)真皮までの損傷	(3)皮下組織までの損傷	(4)皮下組織をこえる損傷	(5)関節腔、体腔に至る損傷	(DTI)深部損傷褥瘡(DTI)疑い（※2）	
	滲出液	(0)なし	(1)少量：毎日の交換を要しない		(3)中等量：1日1回の交換		(6)多量：1日2回以上の交換		
	大きさ(cm²) 長径×長径に直交する最大径（持続する発赤の範囲も含む）	(0)皮膚損傷なし	(3)4未満	(6)4以上16未満	(8)16以上36未満	(9)36以上64未満	(12)64以上100未満	(15)100以上	
	炎症・感染	(0)局所の炎症徴候なし	(1)局所の炎症徴候あり（創周囲の発赤、腫脹、熱感、疼痛）		(3C)（※3）臨界的定着疑い（創面にぬめりがあり、滲出液が多い。肉芽があれば、浮腫性で脆弱など）	(3)（※3）局所の明らかな感染徴候あり（炎症徴候、膿、悪臭など）	(9)全身的影響あり（発熱など）		合計点
	肉芽形成 良性肉芽が占める割合	(0)創が治癒した場合、創が浅い場合、深部損傷褥瘡(DTI)疑いの場合（※2）	(1)創面の90%以上を占める	(3)創面の50%以上90%未満を占める	(4)創面の10%以上50%未満を占める	(5)創面の10%未満を占める	(6)全く形成されていない		
	壊死組織	(0)なし		(3)柔らかい壊死組織あり		(6)硬く厚い密着した壊死組織あり			
	ポケット(cm²) 潰瘍面を含めたポケット全周（ポケットの長径×長径に直交する最大径）－潰瘍面積	(0)なし	(6)4未満	(9)4以上16未満		(12)16以上36未満		(24)36以上	

※1　該当する状態について、両括弧内の点数を合計し「合計点」に記載すること。ただし、深さの点数は加えないこと。
※2　深部損傷褥瘡(DTI)疑いは、視診・触診、補助データ（発生経緯、血液検査、画像診断等）から判断する。
※3　「3C」あるいは「3」のいずれかを記載する。いずれの場合も点数は3点とする。

	留意する項目	計画の内容
看護計画	圧迫、ズレ力の排除　（体位変換、体圧分散寝具、頭部挙上方法、車椅子姿勢保持等）	ベッド上
		イス上
	スキンケア	
	栄養状態改善	
	リハビリテーション	

[記載上の注意]
　1　日常生活自立度の判定に当たっては「「障害老人の日常生活自立度（寝たきり度）判定基準」の活用について」
　　　（平成3年11月18日　厚生省大臣官房老人保健福祉部長通知　老健第102-2号）を参照のこと。
　2　日常生活自立度がJ1～A2である患者については、当該評価票の作成を実施しないものであること。
　3　必要な内容を訪問看護記録に記載している場合、当該評価票の作成を実施しないものであること。

因子の評価」をする．

- ＜褥瘡に関する危険因子のある利用者及びすでに褥瘡を有する利用者＞には，用紙の中の「褥瘡の状態の評価」と「看護計画」の欄も記載し，その計画に基づいてケアをする．
- なお，これらのことは，同様の用紙を用いて医療機関でも実施している．

褥瘡を予防するケア

- 褥瘡の予防は，発生予防・悪化予防・再発予防の3点から，以下のように考え，実施する．

圧力・ずれ力・摩擦・マイクロクライメット[*1]の管理…

- 褥瘡発生リスクが高い療養者には，体圧分散マットレスを使用する．
- 療養者の特性（個体要因と環境・ケア要因）と体圧分散用具の特性を考慮し，根拠をもって選択する．体圧分散寝具には，ウレタン・エア・ゲルなど素材や厚さが異なるものがある．

＊1 マイクロクライメットとは，皮膚局所の温度・湿度と定義されている．褥瘡予防や治癒促進には体圧分散だけでなく，温度・湿度を管理する考え方が推奨されている[20]．

- 骨突出があり，さらに自力で体位変換が困難で，ベッドの頭側を挙げて，食事摂取や経管栄養を注入する・テレビを見る・安楽のため終日頭側を挙げているなど，ベッドの頭側を挙げる時間が長く，頻度が高い療養者の場合は，圧切替型エアマットレスや二層以上のセルの構造があるエアマットレスの使用を考慮する（**図4**）．
- 終末期の療養者など，急激に状態が変化すると予測される場合は，福祉用具貸与サービス開始とともに，汎用性がある高機能エアマットレスを選択する例もある．
- 一方，体圧分散寝具の使用が，療養者の動きを妨

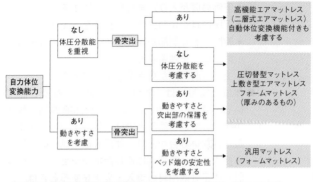

一般社団法人日本褥瘡学会編：在宅褥瘡ガイドブック. P49, 照林社, 2020 より転載

図4 ◆体圧分散用具の選択方法

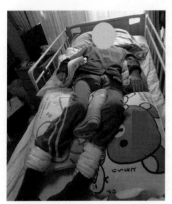

左半側臥位の例

**図5 ◆仰臥位から側臥位にする
場合の体軸の確認**

げてはならない. 前述した褥瘡予防の視点と, 療養者・家族の意向, さらに, サービス担当者間で情報を補足し合い, 適切な体圧分散用具の導入や変更のタイミングを逃さないようにする.

● 仰臥位から側臥位にする場合, まずは仰臥位の状態で療養者の頭側と足側から体軸にねじれがないかを確認する (**図5**).

 • 肩から臀部まで1つのピローで支えると安定しやすい.

- 下側の肩が入り込まないようにする.
- 下肢は軽く屈曲させて, 全体を支える.
- 股関節と膝関節が同じくらいの高さになるようにピローを調整する.
- 上肢は肩関節から手関節まで支える.

● 体位変換時には, 側臥位では 30° が推奨されている (**図 6**). しかし, るい痩や関節拘縮, 臀筋が萎縮している療養者では, 骨突出部の体圧が分散されない場合があり, 体圧分散用具との併用が必要である. 療養者に適したポジショニングの検討や体圧分散用具の導入・変更をするときは, 適正評価の方法として, 携帯型接触圧力測定器 (**図 7**) を用いるとよい.

● なお, 筆者は滑る素材の手袋を使用し, 療養者の体とマットレス, ポジショニングピローのあいだに手を挿入 (手掌を上に) することで, 骨突出部にかかる圧の程度を確認している.

● 頭側挙上の際は, まず, 療養者の体軸・肩・骨盤にねじれがないか確認する. ベッド頭側挙上基点と股関節を一致させる[3]. ベッド下肢挙上基点と膝関節が一致しないときは, ポジショニングピローを挿入する方法もある[4].

● 足側を挙上した後, 頭側を挙上する (身体の下方へのずれを防ぐとともに, 大腿後面の接触面積を

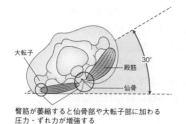

大転子
殿筋
仙骨

臀筋が萎縮すると仙骨部や大転子部に加わる圧力・ずれ力が増強する

図 6 ◆ 30° 側臥位

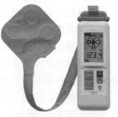

(写真提供:株式会社ケープ)

**図 7 ◆ 携帯型の接触圧力測定器
(パーム Q)**

拡げる）．フラットに戻す際は頭側を下げてから，足側を下げる（**図8**）．

● 解除されずに残った圧力やずれ力は褥瘡のポケット形成・拡大といった創の悪化や治癒の遅延を招く可能性もある．

● ベッドの頭側を挙げ下げしたあとは，圧抜き（背抜き・腰抜き・足抜き）を必ず行う（**図9**）．

● 圧抜きは，摩擦抵抗を減少させる滑る素材のグローブ（**図10**）を使用すると容易である（グローブがない場合には，レジ袋でも代用できる）．

● 後頭部・耳介の圧力・ずれ力・摩擦にも留意する．

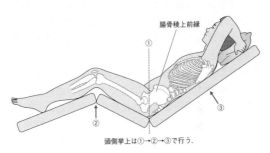

腸骨稜上前縁

① ② ③

頭側挙上は①→②→③で行う．

図8 ◆頭側挙上

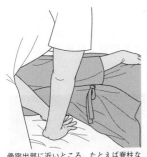

骨突出部に近いところ，たとえば脊柱などの部分のマットレスを手掌で押し，体とマットレスの密着を解く

図9 ◆マットレスを押し，体とマットレスの密着を解く

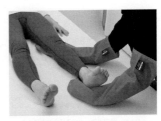

図10 ◆足抜き

- エアマットレスを使用している場合は，以下を訪問時に確認する．
  - ①電源が入っているか
  - ②エアセルのへこみや硬さに異常はないか
  - ③体重設定や表示の変化
  - ④送風チューブの折れ曲がり
  - ⑤連結部や緊急時エア抜き栓の外れ
- シーツは張りすぎないようにする．伸縮性のないシーツや張りすぎたシーツの張力によりハンモック現象（**図11**）が生じ，骨突出部にかかる力が上昇するといわれている．厚みがある通気性のない防水シーツなどは，エアマットレスのセルの十分な沈み込みや圧力分散を妨げるだけでなく，局所への温度上昇をきたし，発汗による皮膚の湿潤の原因となる．
- 臥位から側臥位に変更する大きな体位変換のほか，夜間は，挿入しているクッションの角度を変更し身体の傾斜をわずかに変化させるといった小さな体位変換（マイクロシフト）[5]やスモールチェンジ法[4]を行う方法もある（**図12**）．
- 局所に圧力を集中させないためには，広い面積で体重を支える姿勢をつくる．仙骨部や踵部にかかる圧力の大きさを減少させるには，大腿部・下腿部全体を支持する．仰臥位で下腿だけを支えた場合，膝の過伸展や脛骨・腓骨部に局所的

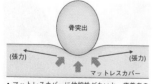

- マットレスカバーに伸縮性がないと，療養者の身体とマットレスが接触する面積が小さくなってしまうため，体圧が分散できなくなる
- そのため，骨突出部にかかる圧力が上昇する

図11 ◆ハンモック現象

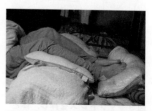

図12 ◆大腿部・下腿部全体の支持

な圧迫が加わるとともに仙骨部の圧力が上昇する可能性がある.

● 座位姿勢においても,療養者の体軸(体幹)・肩・骨盤のねじれと傾きがないことを確認する.背中・腕・殿部・大腿部・足底が広く車椅子に接地し,局所に圧力が集中することなく本来支えるべき部位で広く体重を受けるようにする[6](**図 13**).

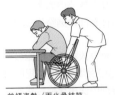

前傾姿勢(両坐骨結節部および尾骨部の圧迫の程度を確認)

側屈姿勢(右坐骨部の圧迫の程度を確認)

電動ティルト機構付車椅子(自分でスイッチ等を使って姿勢を交換する)

日本褥瘡学会編:褥瘡ガイドブック 第2版. p.189,照林社,2015 より転載

図 13 ◆座位姿勢変換方法

〈座面の幅〉
・大転子の外側に介助者の手を入り込ませられるように左右数cmの隙間をつくる
・小柄な療養者の場合は,骨盤の両サイドからクッションなどでサポートし,速坐への傾きを防ぐ

〈座面の奥行〉
・背もたれに背部(臀部)が接したときに,肘部分が少し前方に出るくらいの長さにする
・奥行きが深すぎると,骨盤が後傾し,尾骨部や仙骨部に負荷がかかるため,クッションなどでサポートする

〈背もたれの高さ〉
・肩甲骨の下部あたりまでを目安とし,体幹や頸部の安定性に応じて調整する

〈アームレストの高さ〉
・前腕を乗せたときに腕全体が少し持ち上がる程度に調整する

〈座面の高さ〉
・下肢の長さに合わせるが,少し高めにすることで立ち上がりやすくなる
・使用するクッションの厚みも考慮する

〈フットレストの高さ〉
・下肢の長さに合わせて調整する
・位置が高いと,膝が持ち上げられ,大腿部が浮くため注意する

日本褥瘡学会編:在宅褥瘡テキストブック. p58,照林社,2020 より転載

図 14 ◆体格に応じた車椅子

- 体格に応じた車椅子のサイズ選択やフット・アームサポートの高さ，背もたれの張りの調整も検討する（**図14**）．座布団では圧力分散・姿勢保持が難しいため，車椅子クッションを選択し使用する．

スキンケア

- 持続する汗による皮膚のバリア機能の低下を防ぐためにも，室温・湿度・掛け布団の調整や湿潤対策のできるシーツも検討する．
- 入浴が可能な場合は計画に組み入れる．皮脂の喪失を防ぐため，入浴時の湯の温度は40℃程度とし，泡立てた弱酸性の洗浄剤の使用を検討する．
- 入浴や清拭後は，必ず，保湿効果のあるローションやクリームなどを皮膚の肌理に沿って塗布し，角質層の水分・油分を補う．
- 保湿剤の使用量については，FTU（フィンガーティップユニット）という概念が有用である．
- 1 FTUはチューブ型の軟膏・クリームであれば指の先端から第一関節まで出した量で，約0.5gである．
- ローション剤では，10円玉1枚分で約0.6gである．
- これらの量を大人の手掌2枚分に相当する面積に塗布するのが適量である．
- 例えば，2枚重ねのティッシュペーパーを1枚剥がして塗布した皮膚に付着させたときに数秒とどまり，その後ハラリと落ちる量が適量である．

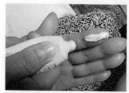 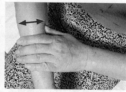

〈参考〉FTU（フィンガーティップユニット）と塗布方法

- 皮膚の浸軟は，摩擦係数が増加し，損傷しやすくなる．さらに，アルカリ性の消化酵素を含んだ下痢便では皮膚障害のリスクとなる．
- 療養者の既往症，食事・飲水に関する情報と併せて，排尿・排便パターンを把握する．
- 訪問介護などを活用し，オムツの交換回数を増やす，構造・吸収量の異なる製品を選択する方法もある．

栄養状態の管理
- 蛋白質・エネルギー低栄養状態は，褥瘡発生リスクとなる[6]．
- 食事および水分の摂取回数・量・内容・形態とともに，食事摂取時の姿勢（とくにベッド上の場合は頭側・足側挙上の角度・圧抜きの有無），テーブルの高さ，使用している食器類と手指機能との適合性，舌の動き，義歯の有無と適合性，嚥下障害の有無，味覚異常など，ありのままを確認する．
- 体重は，脂肪や蛋白質の蓄積状態を反映する簡便な指標[6]であり，通所介護施設など利用の際，定期的に測定を依頼する．浮腫・腹水・脱水などで変動するため，臨床所見とともに判断する．
- 褥瘡発生予防と治癒には低栄養の改善が必要であり，十分なエネルギーと必要な蛋白質量・ビタミンとミネラル（とくに亜鉛・セレン・アルギニンなど）の補給が必要といわれている．
- また，必要エネルギー量は，簡易計算式として現体重×25 〜 30kcal，もしくは，標準体重（身長 m×身長m×22）×25 〜 30kcal，蛋白質必要量は現体重kg×1g/日とされている[7]．
- 終日ベッドで過ごす療養者の場合，身長・体重の計測が困難である．この場合，推定身長・体重を求める方法がある（**表3**）．

表3◆推定身長・推定体重の求め方

推定身長
男性 (cm) =64.19– (0.04 ×年齢) + (2.02 ×膝下高)
女性 (cm) =84.88– (0.24 ×年齢) + (1.83 ×膝下高)

推定体重 (60 ～ 80 歳)
男性 (kg) = (膝下高× 1.10) + (ACM × 3.07) –75.81
女性 (kg) = (膝下高× 1.09) + (ACM × 2.68) –65.51

日本褥瘡学会：在宅褥瘡予防・治療ガイドブック 第3版. p.81, 照林社, 2017 の表4を参考に作成

リハビリテーション

- 褥瘡発生リスクが高い療養者，および褥瘡がある療養者の場合のリハビリテーションは，サービス担当者会議などで，部位・褥瘡の状態を伝達する.
- 療養者の残存機能を維持しつつ，創に圧力・ずれ力・摩擦が生じない方法をともに検討する.
- OT・PTから，褥瘡予防だけでなく拘縮や筋緊張を誘発しない安定した安楽なポジショニング・移動や移乗の方法・車椅子の選び方などを学ぶとよい.

介護者へのかかわり

- **表4**を参考にアセスメントする. また，訪問時に，

表4◆介護力のアセスメント

介護者自身に関する項目	● 年齢・既往症と現在治療している疾患はあるか ● 介護協力者がいるか，具体的な協力の程度 ● 食事回数・食欲の有無 ● 睡眠時間は確保できているか ● 休息や気分転換ができているか ● 介護に対する考え・療養者への想い ● 介護に使える時間・費用
療養者の介護に関する項目	● 食事介助の方法・回数・量・内容 ● おむつ交換の回数・方法 ● 体位変換の回数・方法 ● 助言への反応と理解度・実行力 ● 局所ケアの理解度と実行力

可能であれば介護者とともに体位変換やおむつの交換，陰部洗浄などを行う機会をもつ．通常，介護者が行っている方法を確認できるとともに，負担の少ない方法の提言も可能となる．

在宅における褥瘡発生後の局所管理

褥瘡か否か見きわめる

- 療養者の生活の中で，褥瘡発生リスク・悪化リスクはあるか，どのような状況・環境に影響しているかを観察し，情報を得る（**表5**）．排泄物による接触皮膚炎や白癬，カンジダ症による表在性真菌症の場合がある．
- 下腿や足底に潰瘍がある場合は，創の形態とともに下肢の色調・温度・浮腫・足背動脈や後脛骨動

表5 ◆ 観察の視点

褥瘡発生リスク・悪化リスクを検討する際の視点	褥瘡が発生している場合は以下を追加視点とする
①現在の日常生活自立度は？ ②いつから日常生活自立度が変化したか？ ③どのような姿勢でどの程度の時間過ごすか？　過ごしているか？ ④食事回数・量・内容は？　変化したか？　いつからか？ ⑤飲水量・飲んでいるもの・時間は？ ⑥尿・便失禁はあるか？ 　●排泄用具の種類・排泄パターン 　●おむつを使用している場合：種類・交換回数 　●交換時のおむつへの排泄量・性状 ⑦原疾患は？　既往症は？ ⑧内服薬や治療内容は？　変更はあったか？ ⑨体圧分散用具の名称・種類・設定は？ ⑩導入しているサービスの種類と内容，頻度は？	⑪なぜこの部位に発生したか？ ⑫骨突出部と一致しているか？ ⑬どのようなとき，どのような姿勢で影響を受けるか？　受けたか？ ⑭誰が，どのような頻度で，どのような処置をしているか？ 　●洗浄方法・量，外用薬やドレッシング材の使用方法を含む具体的な処置方法 ⑮療養者にかかわる医師・看護師から本人・家族に行った助言は？ 　●助言に対する具体的な実施状況は？ 　●医師・看護師・本人・家族はどこまでを目標としているか？ ⑯療養者・家族は褥瘡についてどのように思っているか？ ⑰主治医は褥瘡管理をどのように考えているか？　主治医の診療科は？ ⑱サービス事業所で療養者に関わっている職種と提供しているサービスの内容・方法・留意事項

脈の触知，療養者の既往歴・原病歴を確認し，動脈性・静脈性の潰瘍や糖尿病性足病変との鑑別が必要である．

創のアセスメントと外用薬・ドレッシング材の選定…

- 褥瘡の経過をアセスメントする指標としては，DESIGN-R®2020年改訂版褥瘡評価用がある[8]（**表6**）．

- 創が治癒するための環境調整には，創傷治癒阻害因子を取り除く必要がある．その方向性を示唆する考え方に，創面に存在する治癒阻害因子を4項目であげ，アセスメントできるTIME[*2]がある．

- DESIGN-R®2020年改訂版褥瘡評価用，TIMEで行ったアセスメントに基づき，創がどのような状態にあり，局所的には何が問題になっているのか，何をコントロールする必要があり，それにはどの外用薬やドレッシング材が適しているのか，その外用薬・ドレッシング材は在宅で使用が可能か，使用にあたって留意する点は何かを検討する．

* 2 TIME：T (tissue non-viable or deficient：不活性・壊死組織)，I (infection of inflammation：感染・炎症)，M (moisture imbalance：過剰な滲出液)，E (edge of wound on advancing or undermining：創縁の段差・ポケット)，の4つの創傷治癒阻害因子の頭文字である．これらをアセスメントして，それぞれを除去あるいは是正していく．慢性創傷の治療に関する基本的な考え方である．褥瘡にも応用できる．

褥瘡の局所管理〜急性期か慢性期かを見きわめる…

- 褥瘡を発見した場合，発生後1〜3週間の急性期か，これ以降の慢性期にあるかの情報を得る．

- 急性期の褥瘡は1〜2週間以内に治癒するものと，浅い褥瘡として経過するもの，深い褥瘡に移行するものがあるとされている[5) 15)]．また，急性期褥瘡の特徴としては，

表 6 ◆ DESIGN-R®2020 年改訂版褥瘡評価用

DESIGN-R®2020 褥瘡経過評価用

			カルテ番号（　　　　　　） 患者氏名（　　　　　　　）　月日	/	/	/	/	/	/

<table>
<tr><td colspan="4">Depth*1 深さ 創内の一番深い部分で評価し、改善に伴い創底が浅くなった場合、これと相応の深さとして評価する</td><td></td><td></td><td></td><td></td><td></td><td></td></tr>
<tr><td rowspan="4">d</td><td>0</td><td>皮膚損傷・発赤なし</td><td rowspan="4">D</td><td colspan="2">3 皮下組織までの損傷</td><td></td><td></td><td></td><td></td><td></td></tr>
<tr><td rowspan="2">1</td><td rowspan="2">持続する発赤</td><td colspan="2">4 皮下組織を超える損傷</td></tr>
<tr><td colspan="2">5 関節腔、体腔に至る損傷</td></tr>
<tr><td>2</td><td>真皮までの損傷</td><td>DTI 深部損傷褥瘡（DTI）疑い*2
U 壊死組織で覆われ深さの判定が不能</td></tr>
</table>

Exudate 滲出液										
e	0	なし	E	6	多量：1日2回以上のドレッシング交換を要する					
	1	少量：毎日のドレッシング交換を要しない								
	2	中等量：1日1回のドレッシング交換を要する								

Size 大きさ 皮膚損傷範囲を測定：[長径 (cm) ×短径*3 (cm)] *4										
s	0	皮膚損傷なし	S	15	100以上					
	3	4未満								
	6	4以上 16未満								
	8	16以上 36未満								
	9	36以上 64未満								
	12	64以上 100未満								

Inflammation/Infection 炎症/感染										
i	0	局所の炎症徴候なし	I	3C*5	臨界的定着疑い（創面にぬめりがあり、滲出液が多い。肉芽があれば、浮腫性で脆弱など）					
	1	局所の炎症徴候あり（創周囲の発赤・腫脹・熱感・疼痛）		3*5	局所の明らかな感染徴候あり（炎症徴候、膿、悪臭など）					
				9	全身的影響あり（発熱など）					

Granulation 肉芽組織										
g	0	創が治癒した場合、創の浅い場合、深部損傷褥瘡（DTI）疑いの場合	G	4	良性肉芽が創面の10%以上50%未満を占める					
	1	良性肉芽が創面の90%以上を占める		5	良性肉芽が創面の10%未満を占める					
	3	良性肉芽が創面の50%以上90%未満を占める		6	良性肉芽が全く形成されていない					

Necrotic tissue 壊死組織 混在している場合は全体的に多い病態をもって評価する										
n	0	壊死組織なし	N	3	柔らかい壊死組織あり					
				6	硬く厚い密着した壊死組織あり					

Pocket ポケット 毎回同じ体位で、ポケット全周（潰瘍面も含め）[長径 (cm) ×短径*3 (cm)]から潰瘍の大きさを差し引いたもの										
p	0	ポケットなし	P	6	4未満					
				9	4以上16未満					
				12	16以上36未満					
				24	36以上					

部位 [仙骨部、坐骨部、大転子部、踵骨部、その他（　　　　　　　）]		合計*1						

*1 深さ（Depth：d/D）の点数は合計には加えない
*2 深部損傷褥瘡（DTI）疑いは、視診・触診、補助データ（発生経緯、血流検査、画像診断等）から判断する
*3 "短径"とは "長径と直交する最大径"である
*4 持続する発赤の場合も皮膚損傷に準じて評価する
*5 「3C」あるいは「3」のいずれかを記載する。いずれの場合も点数は3点とする

©日本褥瘡学会
http://jspu.org/jpn/info/pdf/design-r2020.pdf

- 時間の経過とともに創面の色調が変化する
- 創周囲皮膚は脆弱であり，局所に炎症反応を認める
- 褥瘡の範囲や深さの判定が難しい

などがある．

- 急性期の褥瘡では，創の保護と適度な湿潤環境の保持を目的とし，創に固着せず毎日創の観察が可能な外用薬やドレッシング材を用いる．
- 二重発赤（二重紅斑）のような褥瘡では，まず，体圧分散用具・寝具の種類や機能・設定・使用方

表 7 ◆創傷治癒過程に沿った外用薬

①感染を制御する薬剤 (I → i)		
水溶性基剤	吸水 滲出液：多い	カデキソマー・ヨウ素 (カデックス®) ポビドンヨード・シュガー (ユーパスタ®，イソジン®シュガーパスタ，ネグミン®シュガー軟膏ほか．)
乳剤性基剤 （水中油型）	補水 滲出液：少ない	スルファジアジン銀 (ゲーベン®クリーム)
②壊死組織を制御する薬剤 (N → n)		
水溶性基剤	吸水 滲出液：多い	カデキソマー・ヨウ素 (カデックス®) ポビドンヨード・シュガー (ユーパスタ®，イソジン®シュガーパスタ，ネグミン®シュガー軟膏ほか．) ブロメライン (ブロメライン軟膏)
乳剤性基剤 （水中油型）	補水 滲出液：少ない	スルファジアジン銀 (ゲーベン®クリーム)
③肉芽形成 (G → g)，創の収縮 (S → s) を目的とする薬剤		
水溶性基剤	吸水 滲出液：多い	ブクデラシンナトリウム (アクトシン®軟膏) アルクロキサ (アルキサ®軟膏) ポビドンヨード・シュガー (ユーパスタ®，イソジン®シュガーパスタ，ネグミン®シュガー軟膏ほか)
乳剤性基剤 （水中油型）	補水 滲出液：少ない	ソレチノイントコフェニル (オルセノン®軟膏)
油脂性基剤	保湿 創面保護 滲出液：少ない	アルプロスタジル アルファデクス (プロスタンディン®軟膏) ジメチルイソプロピルアズレン (アズノール®軟膏)
その他		トラフェルミン (フィブラスト®スプレー)

法，姿勢・ポジショニングを確認し，再検討する．
- 急性期の褥瘡が慢性期に移行した場合，もしくは，慢性期の褥瘡では，真皮までの浅い褥瘡（d）か，真皮を越えた皮下組織に至る深い褥瘡（D）かを見きわめる．
- 創のアセスメントに基づき，日本褥瘡学会で推奨する外用薬（**表7**）・ドレッシング材の使用を検討する．

【クリティカルコロナイゼーション】
- 臨床徴候として，黄色壊死組織の増加，滲出液の増加などがあげられる．
- 創感染に移行しそうな状態であり，定型的な感染徴候はないが，抗菌薬を利用すると治癒速度が向上するなど，臨床的改善が得られる状態とされて

①**汚染**（contamination）

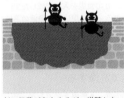

創に細菌が存在するが，増殖しない状態である

②**定着**（colonization）

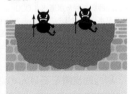

細菌（増殖能あり）が創に付着しているが，創には害を与えない状態である

③**臨界的定着**（colonization）

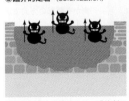

細菌数が②より多くなり，感染創に移行する可能性がある状態。または炎症防御反応により創治癒が遅滞した状態である

④**感染**（infection）

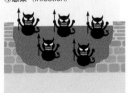

細菌が増殖し，組織内部に侵入して，創が深部感染している状態である

図15 ◆汚染から感染までの流れ

いる[11].

● 創に存在する細菌が潜在的感染を起こしている状態で，感染徴候を伴わないが創治癒が遅延する状態を，臨界的定着（クリティカルコロナイゼーション）という（**図15**）．

褥瘡の局所処置の手順

①必要物品を準備する

洗浄剤，洗浄液，ごみ袋，外用薬，ガーゼやドレッシング材，未滅菌手袋，ティッシュなど

洗浄剤
創周囲皮膚には脂質の汚れであるコレステロールの付着があるため，洗浄剤を用いる．また，滲出液やドレッシング材交換による刺激を受けやすいため，低刺激性の弱酸性の洗浄剤を選択するとよい．

洗浄液
38℃前後の微温湯を用いる．創の洗浄，とくに，真皮層までの損傷では，洗浄液の浸透圧によって疼痛をまねくおそれがある．また，沸騰させた水道水1,000mLに9gの食塩を入れ作成した生理食塩水[18]を冷まして用いる方法もある．創に用いる洗浄液の温度が低い場合，血流量が低下し，組織への酸素供給量が減少するため，創傷治癒を妨げる誘因となる．

---

②創周囲皮膚を石けんの泡で洗浄する

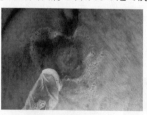

- 損傷を防ぐため，擦らずに泡で洗浄する．
- 創への細菌侵入を防ぐため，臀部の場合は頭側から臀部の方向で洗浄する．

③洗浄剤を洗い流し，押さえ拭きする

洗浄液が透明になるまで洗浄する

- 洗浄成分が残らないよう十分に洗浄する．
- ポケットがある場合は，ポケットのある方向を下側にして洗浄するとよい．
- 全周にポケットがある場合は，処置ごとに体位を変更して洗浄する．

④油性清浄剤や油性軟膏・皮膚被膜剤で創縁・創周囲皮膚を保護する

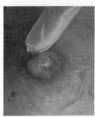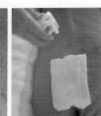

- 創縁・創周囲皮膚を滲出液や摩擦などから保護するため，皮膚保護クリーム・油性清浄剤・油性軟膏・皮膚被膜剤などを使用し，保護膜を作るとよい．
- しかし，洗浄や剥離を繰り返すことで，保護機能は低下する．
- 化学的デブリードマンを促す外用薬では，創縁・創周囲皮膚の損傷をきたすものもある．

⑤外用薬を塗布・ドレッシング材を貼付する

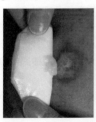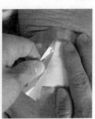

褥瘡発生予防・悪化予防・再発予防における家族への助言・介護職への助言

- 褥瘡のことを"床ずれ"というが，床だけで発生するわけではない．車椅子・座椅子など，床以外の場所でも発生する．筆者は，硬い床に座位また

115

は臥位になったときに骨があたる部分が好発部位になりやすいと説明している.

● 褥瘡予防のために円座は使用しない.

● アキレス腱部分を圧迫するような下肢挙上をしないよう助言する.

● また,発赤がある部分は,すでに皮膚の血流障害を生じている結果であるため,人為的な外力を生じさせないよう,マッサージは禁止し,背抜き・腰抜き・足抜きを徹底する.

● 時間が経過しても消えない骨突出部に一致した,もしくは皮膚のたるみを矯正した際の骨突出部に一致する発赤は褥瘡の可能性があるため,看護師やケアマネジャーへ連絡を依頼する.

● 瘙痒感や落屑がある場合は,皮膚を強く擦ったり,熱い湯に入れないようにする.

● エアマットレスを使用している場合は,①電源が入っているか,②設定は変わっていないか,③マットレスが硬すぎたり柔らかすぎたりしないか,④送風チューブがマットレスやベッドに挟まれていないか・折れ曲がっていないか,をチェックする.停電復旧後に停電前の設定に戻っているか確認することが必要である旨を伝えておく.

● いつ・誰が・どこを・どのように観察するか,異常とはどのような状態か,発見時は誰にどのように報告するか,家族を含め,かかわる職種間での共通理解が必要である.

● 創の処置にかかわる具体的な内容を確認する（**表8**）.

● 褥瘡があり退院する場合は,**表9**をカンファレンス時に確認する.

● 緊急時（発熱時）の対応：褥瘡局所の感染による発熱や褥瘡以外の原因と思われる発熱がある場合は,主治医に報告・相談のうえ,在宅での管理が可能かを含め,対応を検討する.

表8 ◆家族・かかわる職種間での確認事項

創の処置にかかわる具体的な内容
● 創周囲皮膚は石けんの泡でなでるように愛護的に洗浄しているか？
● 38℃程度の微温湯で洗浄液が透明になるまでポケットの部分も含め洗浄しているか？
● 創やポケット内の洗浄液を回収しているか？
● 外用薬の量は適切か？
● ガーゼやドレッシング材の大きさ（ガーゼでは厚さ）は適切か？
●（フィルム材を貼付している場合）排泄物の汚染を避ける貼付方法か？ また，汚染は避けられているか？

表9 ◆退院時共同指導での確認事項

退院褥瘡があり退院する場合は，以下を確認する．

- 最新の血液検査のデータ
- 身長・体重
- 褥瘡ケアとして病院で行った具体的な助言・指導の内容
- 上記助言・指導の内容は局所ケアを含めて在宅で継続可能な内容か
- 病院での助言・指導に用いた物品
- 主治医・皮膚科医師からの説明内容
- 上記説明を受けた対象・回数・理解度および病院看護師の評価の視点
- 緊急時の連絡先（窓口になる人・場所）
- 褥瘡処置に使用している物品と方法 ⎫
- 体圧分散用具・寝具の種類・設定 ⎬ 可能であればベッドサイドで直接確認するとよい
- ポジショニングに使用している物品と方法 ⎭
- 現在の褥瘡処置の具体的な方法

◆引用・参考文献
1) 一般社団法人日本褥瘡学会編：褥瘡ガイドブック - 第2版　褥瘡予防・管理ガイドライン（第4版）準拠，p.8，114 ～ 125，照林社，2015.
2) 田中マキ子著：ガイドラインに基づく　まるわかり褥瘡ケア，p.5，照林社，2016.
3) 一般社団法人日本褥瘡学会編：在宅褥瘡予防・治療ガイドブック-第3版　褥瘡予防・管理ガイドライン（第4版）準拠，p.40，41 ～ 50，p.55，p.66 ～ 68，p.77 ～ 84，照林社，2015.
4) 舘正弘監修：褥瘡治療・ケアの「こんなときどうする？」，p.26 ～ 27，p.46，p.66 ～ 71，p.91 ～ 101，照林社，2015.
5) 宮地良樹・溝上祐子編：エキスパートナース・ガイド　褥瘡治療・ケアトータルガイド，p.57，p.105，p.131 ～ 132，照林社，2009.

褥瘡の予防とケア

6) 日本褥瘡学会・在宅ケア推進協会編：床ずれケアナビ　全面改訂版　在宅・介護施設における褥瘡対策実践ガイド, p.167～171, p.215, 中央法規出版, 2019.

7) 宮地良樹・真田弘美編：現場の疑問に答える褥瘡診療Q＆A, p.12, p.80～98, p.86～98, 中外医学社, 2008.

8) 日本褥瘡学会編：在宅褥瘡予防・治療ガイドブック, p.35, p.46～48, p.24, 照林社, 2008.

9) 一般社団法人日本褥瘡学会編：ベストプラクティス　医療関連機器圧迫創傷の予防と管理, p.5～15, 照林社, 2016.

10) 真田弘美・市岡滋・溝上祐子：進化を続ける！褥瘡・創傷　治療ケア　アップデート, p.90, 照林社, 2016.

11) 真田弘美・須釜淳子監修：実践に基づく最新褥瘡看護技術, p.63, p.20～22, 照林社, 2013.

12) 高水勝：WOCナースの在宅での活動に関わる診療報酬等. WOC Nursing, 6 (6)：7～22, 2018.

13) 東口高志：JJNスペシャル「治る力」を引き出す実践臨床栄養, p.129～135, 医学書院, 2010.

14) 石川環：Q＆Aで疑問を解決！栄養管理編, ナース専科, 35 (7), 2105.

15) 宮地良樹・真田弘美編著：よくわかって役に立つ　新・褥瘡のすべて, p.176～177, 永井書店, 2006.

16) 大浦武彦・田中マキ子編：TIMEの視点による褥瘡ケア　創傷環境調整理論に基づくアプローチ, p.8～15, 2004.

17) 一般社団法人日本創傷・オストミー・失禁管理学会編：ベストプラクティス　スキン-テア（皮膚裂傷）の予防と管理, p.6, 照林社, 2015.

18) 森口隆彦・真田弘美編著：褥瘡ポケットマニュアル, p.190, 医歯薬出版, 2008.

19) 田中マキ子ほか：必ず見つかる！ポジショニングのコツ. 中山書店, 2011.

20) 田中マキ子ほか：トータルケアをめざす　褥瘡予防のためのポジショニング. p.44～47. 照林社, 2018.

瘙痒感(かゆみ)や乾燥状態のスキンケア

目的

* かゆみを伴う皮膚の観察・アセスメントして，皮膚疾患によるものか，内科的疾患によるものか，ドライスキンによるものか，を見極める．
* 皮膚症候性瘙痒と皮膚瘙痒症の違いを理解する．
* 瘙痒誘発と皮脂の喪失を避けるため，入浴はぬるま湯とする．

乾燥と瘙痒の概要

● 皮膚が乾燥した状態とは，表皮の角質層の柔軟性が低下して角質が硬く，もろくなり，角質水分量が減少した状態，つまり**ドライスキン**である (p.35,「図1　ドライスキン」を参照)．

● ドライスキン状態では，皮膚のバリア機能が破綻しているため，種々の細菌やアレルゲンが侵入可能となる．

● さらに，血管反射が表皮の微小亀裂を刺激としてとらえて瘙痒感を生じ，搔破によって悪循環をまねく．

● 搔破することで，結合組織のマスト細胞を刺激し，周囲に放出されたヒスタミンなどの起炎物質，メディエーターが神経線維を刺激し，**搔破が繰り返され，さらに神経が損傷する**．

かゆみを伴う皮膚のアセスメント

● 全身の皮膚を観察して，皮膚疾患によるものか，内科的疾患によるものか，ドライスキンによるものか，を見極めて適切に対処する．

● かゆみのある部位と考えられる皮膚疾患，アセスメントのポイントを**表1**に示す．

表 1 ◆かゆみのある部位と考えられる皮膚疾患，アセスメントのポイント

部位	考えられる皮膚疾患	アセスメントのポイント
頭	脂漏性湿疹，接触皮膚炎，アトピー性皮膚炎，尋常性乾癬	・洗髪でシャンプーをしっかりすすいでいるか ・洗いすぎや，爪を立ててガリガリ洗っていないか ・石けん，整髪料，毛染めを確認する
顔面	脂漏性湿疹，接触皮膚炎，アトピー性皮膚炎	・化粧品，日焼け止め，リップクリームの使用の有無，市販の外用薬の使用状況を調べる ・洗顔方法を確認する ・日光過敏症の場合は遮光を考える
口唇	接触皮膚炎，舌なめずり皮膚炎	・口紅，リップクリーム，歯磨き粉の使用の有無（成分や添加物の種類の検討） ・かぶれやすい果物の摂取の有無
体幹部	アトピー性皮膚炎，蕁麻疹，中毒疹	・保湿，清潔が保持されているか ・ぬいぐるみなどのダニ付着の有無 ・シーツ交換がなされているか ・薬疹の場合はいつから薬物の投与をうけ，いつから皮膚症状がでたのかを追究する
外陰部・陰股部	接触皮膚炎，頑癬，疥癬，毛じらみ，外陰部皮膚瘙痒症	・下着，ナプキンによるかぶれはないか ・夏場の高湿度，不潔，発汗により悪化していないか ・疥癬は米粒大の丘疹が多発していないか ・毛ジラミの有無 ・カンジダ腟炎や腟トリコモナス症はおりものの有無を確認する
殿部	頑癬，肛囲湿疹，肛門周囲瘙痒症	・安易にかゆみ止めを使用せず，疾患の有無を確認する
下肢	うっ滞性皮膚炎，静脈瘤，下腿潰瘍，貨幣状湿疹，アトピー性皮膚炎，皮脂欠乏性湿疹，伝染性膿痂疹（とびひ）	・皮下静脈の怒張 ・下腿から足底にいたる浮腫・潰瘍の有無 ・皮膚が乾燥し，亀の甲羅のようにひび割れていないか ・水疱，じくじくしたびらん，痂皮，膿汁の有無

皮膚症候性瘙痒と皮膚瘙痒症

- 皮膚のかゆみに関し訴えがあった場合，**皮膚症候性瘙痒**と皮膚瘙痒症に分類される.
- 皮膚症候性瘙痒は，皮膚に皮疹に伴って生じる.
- 皮膚瘙痒症は，皮膚に皮疹がなく，ただ瘙痒のみを訴える.
- 皮膚瘙痒症はかゆみの範囲で，**全身性瘙痒症と限局性瘙痒症**に分けられる.

全身性瘙痒症 (汎発性)

老人性瘙痒症やさまざまな基礎疾患 (内分泌・代謝疾患，肝疾患，腎疾患，血液疾患，内臓悪性腫瘍，自己免疫疾患，精神神経症，アレルギー性疾患，薬物性) が由来することがある.

限局性瘙痒症

- 代表的なものとして肛門瘙痒症，陰部瘙痒症が上げられる.
- 高齢者に多くみられるものの，小児や壮年期にもみられることもある.

医師への報告のポイント

- 皮膚症候性瘙痒によるものは，皮疹をよく観察し，正確に記載，記述して医師へ報告する.
- 色，形，大きさ，表面の性状，触った感じ，配列，分布，境界，時間経過での変化などを注意して観察する.
- 皮疹の大きさは，実際の大きさを数値 (mm，cm) で表現したほうが正確である. 物にたとえられることが多いが，曖昧になるため行わないようにする.

スキンケアの方法

皮膚の清潔

- 体温が急上昇すると毛細血管が拡張し、かゆみを誘発する。瘙痒誘発と皮脂の喪失を避けるため、入浴は熱い湯、長湯を禁止する。
- 入浴剤は保湿成分の含まれるものを選択する。
- 痂皮や分泌物、変性した外用薬などの付着が皮膚を刺激し、かゆみを増強させるので、ぬるま湯で、石けんで皮膚をこすりすぎないようによく泡立ててやさしく洗う。

掻破の予防

- 掻破により末梢神経が損傷し、さらに掻破欲を高め悪循環になるため、掻破による皮膚の損傷や二次感染を起こさないように、**掻破自体を予防する**。
- 爪を短く切り、切ったあとは必ずヤスリで整える。手指は常に清潔にする。患部を布や下着で保護したり、**グローブを着用して患部に手指が直接触れない工夫をする**。

局所療法

- 医師の指示のもと、局所療法を行い、本人、家族へ使用方法を指導する。
- 軟膏は清潔な皮膚に塗らないと、薬物が十分に浸透せず、病変に対する効果は期待できない。入浴やシャワーで汚れを落としてから塗る。
- 前回塗布した軟膏は十分に落とさなければならない。
- 一般に使用されるステロイド外用薬は微温湯と石けんで落とすが、油性の亜鉛化軟膏などの場合は、落とすために皮膚をこすったりせず、オリーブ油、サラダ油などを浸したティッシュペーパーを用いてやさしく拭き取る。

···Column···

瘙痒感を起こさないための工夫

- 室内の乾燥に留意し,加湿器を使用し,温度,湿度を適切に保つ.
- コーヒー,香辛料,アルコールは毛細血管を拡張させ,温熱時と同様にかゆみを増すため避ける.
- ウール(羊毛)や化学繊維は刺激になるため,肌着は綿素材にして,厚着はしない.
- 特定の刺激(ペットの毛や装飾品などの金属類など)に対してかゆみを生じる場合は,それらを除去する.
- 局所患部を冷やす,また頭部を氷枕で冷やすことで気分が休まることがある.
- ストレスをためないようにアドバイスし,話を傾聴して,なるべく意向に沿うようなケア方法を一緒に考えていく.

◆引用・参考文献
1) 日本看護協会認定看護師制度委員会創傷ケア基準検討会:スキンケアガイダンス. p.109 〜 121, 日本看護協会出版会, 2002.
2) 出光俊郎, 熊谷房子, 富田 靖編:スキントラブル-正しいみかたと対応. JJN スペシャル No.60, 医学書院, 1998.
3) 石川治, 古川福実, 伊藤雅章編:ナースの実践皮膚科学. p.18 〜 24, 108 〜 109, 中外医学社, 2005.

Memo

....

....

....

....

....

....

浮腫のスキントラブル

目的

* 適切なケアを提供するため，療養者の浮腫の特徴や観察した状態から浮腫の種類を見分ける.

* 浮腫の評価は，客観的データと主観的データを総合的にみて評価する.

* 浮腫を悪化させずに，よい状態を維持するためには，セルフケアが欠かせないことを説明する.

浮腫の概要

● 浮腫とは，組織間に浸出液が異常に増加・貯留した状態のことである.

● 浮腫の症状は，一般的に顔や手足が腫れぼったくなる. **下肢，下腿から足先**にみられることが多い. これは重力の関係で水分は下へ落ちるためである.

● 寝たきりの場合，常に背中側が下になっているため**背中や仙骨部**に浮腫がみられる.

● 浮腫の種類・原因・特徴などを**表1**に示す. 原因が一つではなく複数の要因が合わさって起こる場合が多い. 慢性静脈不全は慢性静脈機能不全症（CVI：chronic venous insufficiency）とも称される.

● 誤った浮腫のケアは**身体へ及ぼす影響が大きい**. 適切なケアを提供するため，療養者の浮腫の特徴や観察した状態から浮腫を見分け（**図1**），適切なケアを実施することが重要である.

● **リンパ浮腫**とは，がんの治療部位に近い腕や脚などの皮膚の下に，リンパ管内に回収されなかった，リンパ液がたまってむくんだ状態のこと.

● リンパ浮腫は，発症時期や原因により分類される（**表2**）.

表 1 ◆浮腫の種類

種類	概念	原因	特徴
全身性浮腫	皮下組織に組織外液が過剰に貯留した状態（低タンパク性浮腫）	内臓疾患に起因する浮腫 ①腎臓での水とナトリウムの排泄障害 ②毛細血管から間質への体液漏出 ③①②の両方の原因で起こる	・急速に広がる（急性） ・左右同じ浮腫（両側性浮腫） ・体幹部の浮腫は同じように存在 ・皮膚の緊張は弱く，軟らかい，押すと凹む（低タンパク性の浮腫） ・痛みはほとんどない ・原疾患の治療により，浮腫を軽減できる
慢性静脈不全	静脈還流に関する慢性的な問題の総称（広義）	・下肢静脈瘤や深部静脈血栓症による静脈還流不全 ・全身性浮腫が長期にわたって存在することによる循環不全で起こる	・深部静脈血栓症の場合は，急速に広がる（急性） ・全身性浮腫からの場合，最初はゆっくり広がるが，ADLの低下や治療の影響で急に増強する ・リンパ管の原因が見当たらないのに，ケアの効果がなく，すぐにパン！と張った浮腫が出る（静脈性リンパ浮腫：CVI 3期） ・深部静脈血栓症の場合は片側性，全身性浮腫に伴う場合は，両側性のこともある ・足先の浮腫が強い（上肢の出現はまれ） ・体幹部の浮腫は同じように存在 ・最初は皮膚の緊張は弱く，軟らかい，押すと凹むが，進行すると皮膚が伸張し，緊張が強くなると凹まなくなる ・静脈瘤や毛細血管の怒張・擦過傷，下腿潰瘍がある ・皮膚の硬化・色素沈着（赤褐色）がある ・痛みがある ・関節可動域制限がある ・CVIだけなら治療すれば浮腫を軽減できる
リンパ浮腫	リンパの輸送障害に組織間質の細胞性タンパク処理能力不全が加わった高タンパク性の組織間質液が貯留した結果起きる臓器や組織の腫脹（高タンパク性浮腫）	・リンパ管の輸送障害，先天的なリンパ管の発育不良（原発性リンパ浮腫） ・後天的なリンパ管の損傷・手術・放射線療法・外傷・感染（続発性リンパ浮腫） ＊側副リンパ・静脈静脈機能の問題	・長期間かけてゆっくりと広がる（慢性） ・両方を比較するとどちらか片側の浮腫が強い（片側性・局所性浮腫） ・体幹部の浮腫に肥厚差がある ・徐々に線維化するため，最初は軟らかく，押すと凹むが，だんだん皮膚が硬くなり，皮膚が伸張すると凹まなくなる ・浮腫が進行すると角化し，皮膚が硬くなる（象皮症） ・皮膚の色，温度は健側と同じ ・潰瘍はない ・基本的に鋭い痛みはない（重苦しい痛みを生じることはある） ・皮膚の硬化がなければ，可動域制限はきたしにくい ・リンパ浮腫自体を，完全に消失することはできない

文献 2）より引用

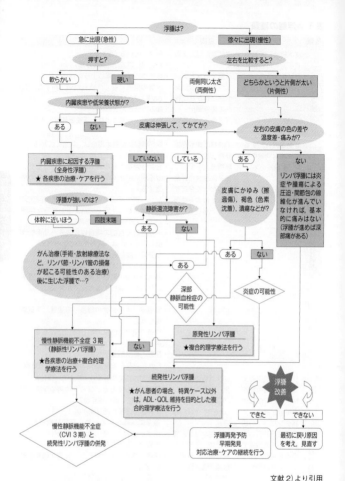

文献2)より引用

図1 ◆浮腫を見分けるためのフローチャート

表 2 ◆ リンパ浮腫の分類

1) 原発性 (一次性) リンパ浮腫 (発症の原因疾患が確定しないもの)	・先天性リンパ浮腫 　生まれついて浮腫を発症しており，リンパ管の形成不全・発育不全が主因 ・早発性リンパ浮腫 　35 歳以前に浮腫を発症した場合で，原発性リンパ浮腫の大部分を占める ・晩発性リンパ浮腫 　35 歳以降に浮腫を発症した場合で，女性では妊娠・出産の影響やその他全身疾患の影響が考えられる
2) 続発性 (二次性) リンパ浮腫 (発症の原因疾患が確定しているもの)	・手術 (子宮がんや乳がんなど) 後や外傷後 ・フィラリア感染症 (日本では少ない) ・深部静脈血栓症などの静脈疾患 (phlebolymphedema*) ・悪性腫瘍の増悪 (malignant lymphedema) ・その他

*慢性静脈疾患とリンパ浮腫が合併したものを phlebolymphedema と呼ぶことがある.

文献 1) より引用

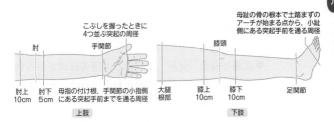

図 2 ◆ リンパ浮腫時の計測点の例

浮腫の評価

- 浮腫の状態は，生活状況によって日々の変化がみられる．定期的に計測して比較することが重要である (**図 2**)．
- 画像を記録しておくと経過がわかり客観的に評価ができる．主観的データを総合的にみて評価していき，ケアの継続や見直しをする.

複合的理学療法

- 複合的理学療法とは，患肢の挙上圧迫療法，運動療法，リンパドレナージ，皮膚ケアを組み合わせたものである．代表的なリンパ浮腫の保存的治療法が**リンパドレナージ**で，用手的にリンパ誘導マッサージを行うことである．
- 事前に医師やリンパ浮腫セラピストと相談する．禁忌がないかどうかを確認して，医師に許可を得てから実施する．

スキンケアのポイント

- スキンケアのポイントは，清潔の保持，皮膚の保護・保湿をこころがけることである．
- 日ごろから皮膚の観察を行い，ケアをすることが大切である．
- 感染を起こすと**蜂窩織炎**[*1]などを発症する可能性がある
- 皮膚に発赤・発疹・熱感など炎症の徴候がみられる場合，症状の悪化がみられる場合は，すみやかに医師へ報告し，診察してもらう．リンパドレナージなどは，いったん中止とする．リンパドレナージなどの再開時期は医師と相談する．
- リンパ浮腫は，リンパ液がうっ滞するために皮膚が肥厚し，たるんで重なることがある．皮膚が重なった部分は空気に触れにくいために真菌感染を起こしやすい．そのため，入浴時などはやさしくていねいに洗い，水分をしっかりと押さえ拭きするようにする．

[*1] 蜂窩織炎：真皮深層から皮下組織への境界不明瞭な急性化膿性炎症．黄色ブドウ球菌やA群β溶血性連鎖球菌などが原因菌である場合が多く，圧痛や熱感をもつ．リンパ浮腫が誘因になることもある．

日常生活上の注意点

- 皮膚の保護のために保湿剤を使用する. 日焼け対策なども必要である.
- 虫に刺されときは, 強く掻かずにかゆみ止めを使用する.
- 巻き爪・深爪・爪の伸ばしすぎに注意する.
- バランスのよい食事で, 塩分は控えめに, 体重の増加を防ぐなどに注意する.
- 重いものをなるべく持たない, 正座は避ける, 過度な運動は避けるなどに注意する.
- 就寝時の姿勢は患肢を少し高く上げて寝る.
- 衣類は, きつく締めすぎないゆったりしたもの, 綿や柔らかい素材などのものを選択する.

セルフケアの内容

- 在宅での療養が続けられるように, 各自にあったセルフケアの方法を指導することが大切である.
- セルフケアの内容を**表3**に示す.

表3 ◆セルフケアの内容

セルフリンパ ドレナージ	リンパ管の動きを活発にさせ, リンパ液の流れを促進させるために, 術後の患者自身が行うもの. セラピストによる患者指導が必要
圧迫療法	弾性包帯を患肢に巻くバンデージ法と, 弾性スリーブや弾性ストッキングなどの圧迫衣類を着用する方法がある
運動療法	リンパ浮腫における運動療法は, 常に外部から圧迫を受けている状態で行う必要があるため, 圧迫療法と同時に行うか, 水中で行うかなどの方法になる. 常にゆっくりとリズミカルに行い, 収縮とリラックスかセットになっている. 患肢側だけでなく, 経験を有する医師または医師の指示に基づき, 看護師, 理学療法士が, リンパ節郭清を伴う手術を行った患者に対し, 手術前後にリンパ浮腫に対する適切な指導を個別に実施する. この場合の管理料をリンパ浮腫指導管理料という.

◆引用・参考文献
1) 佐藤佳代子編, 小川佳宏, 佐藤佳代子著：リンパ浮腫の治療とケア. p.12, 医学書院, 2005.
2) 近藤敬子, 松尾里香, 山本香奈恵, 佐藤佳代子編：新装版 はじめの一歩！ナースができるベッドサイドのリンパ浮腫ケア. p.29～30, 日本看護協会出版会, 2016.

浮腫のスキントラブル

糖尿病のスキントラブル

目的

* 糖尿病の療養者は，乾燥による皮膚バリア機能低下により，皮膚病変に罹患するリスクが高いことを理解する.
* 足の状態を毎日よく観察して，早く異常を見つけることの重要性を説明する.

糖尿病による主な皮膚病変

● 糖尿病の療養者は，自律神経障害による汗腺活動の低下や，高血糖による脱水症状により皮膚乾燥が生じやすい.

● 乾燥により皮膚バリア機能低下が起こり，細菌などの侵入に対する抵抗性が低下し，皮膚病変に罹患するリスクが高まる.

皮膚感染症

● ウイルス性皮膚感染症として，単純ヘルペス，帯状疱疹，ヒトパピローマウイルス（ヒト乳頭腫ウイルス）症があげられる.

● 細菌性皮膚感染症として，**壊死性筋膜炎**，黄色ブドウ球菌性感染症，非クロストリジウム性ガス壊疽があげられる.

● 真菌性皮膚感染症として，**白癬（図1）**，カンジダ症があげられる.

糖尿病壊疽

● 重度の感染，神経障害，血行障害等により皮膚および皮下組織，筋肉などの組織が壊死に陥り黒色や黄色に変化した状態を壊疽と呼ぶ.

● 壊疽における中高年の糖尿病患者の発生率は，非糖尿病患者の 50 倍以上ともいわれている.

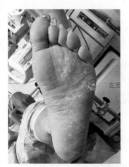 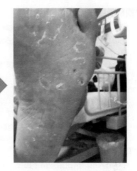

図1 ◆白癬菌に感染した例

糖尿病足潰瘍

- 足潰瘍は糖尿病による足切断の主要原因である.
- 胼胝や鶏眼に穿孔性潰瘍が生じる.
- 閉塞性動脈硬化症があると広範囲に下腿壊疽を生じる可能性がある.

糖尿病足病変の予防

- 糖尿病により生じる足のトラブルの総称を糖尿病足病変という.
- 糖尿病性足病変は, WHO により「神経障害や末梢血管障害を有する糖尿病患者の下肢に生じる, 感染, 潰瘍, 深部組織の破壊性病変」と定義されており, 生命を脅かすことのある重大な病態と考えられる.

日常的な観察

- 毎日, 足の状態をよく観察して早く異常を見つけることが大事である. 主な観察項目を**表1**に示す.
- 足の裏まで鏡を使用して自分で観察する.
- 視力障害により自分で観察やケアができない場合は, 家族・介護者に確認してもらう.
- 白っぽい靴下を履くと傷ができたときに滲出液

表1 ◆ 足の観察項目の例

問診	1. 糖尿病の治療状況, 血糖コントロールや合併症の状況 2. 足の状況 (痛み, しびれ, こむらがえり, 瘙痒感, ほてり, 間欠性跛行など) 3. 視力障害, 運動機能障害, 認知障害などの有無 4. 足病変の既往 5. 喫煙歴 6. 職業や趣味に関する足への外傷の危険性 7. 日常のセルフケア状況, 清潔に関する習慣 など
足の観察	1. 足の皮膚 (チアノーゼ, 発赤, 冷感, ほてり, 乾燥や亀裂, 角質化:胼胝や鶏眼, 白癬所見, 浮腫, 皮膚損傷, 靴や靴下の跡) 2. 脈 (足背動脈, 後脛骨動脈など) 3. 爪 (陥入爪, 爪白癬, 爪下血腫, 爪周囲炎など) 4. 足の変形 (外反母趾, 内反小趾, ハンマートゥ, クロウトゥなど) 5. 関節の可動域制限, 筋力 6. 靴の状態 (靴底の減り方, 靴内の異物, 靴の形状, サイズと足との適合性など)

文献7) を参考に作成

の色で気が付くことができる.

熱傷の予防

- 入浴時の湯温は 40℃以下にする. 手で湯の温度を確認してから足を湯に入れる.
- ヒーターやこたつ, 使い捨てカイロによる低温熱傷に注意する. 時間をかけて熱傷になるので深く治りにくい. 自己判断で処置せずに皮膚科を受診する.
- 電気アンカや湯たんぽは, 熱源からは足を離し, 携帯用のカイロも直接皮膚に貼らないようにする.
- ホットカーペットは直接皮膚と接触するため, 熱のほかに接触面に圧迫が加わり, 循環障害が起き, さらに熱傷を引き起こしやすくなる.

外傷の予防

- サンダルは足趾が露出するため履かない.
- 靴の内部を観察し, 異物や内張りの破れ, ずれに注意する.
- 胼胝や鶏眼がある場合は自分で切ったり削った

り，市販の薬品を使用したりせずに，専門家の治療をうける．

● 皮膚を傷めてしまうため，足に直接，絆創膏やテープを貼らないようにする．

● 爪切りの際は深爪をせず，爪は巻き爪を防止するため**スクエアカット**にする．

● 靴と靴下の選び方が重要となる．

〈靴の選び方〉

● 靴の形は，患者の足先端部の形となるべく同じものを選ぶ．

● 靴のサイズは大きすぎると歩行時に靴のなかで足が動き，**靴ずれを起こして皮膚潰瘍の原因**となる．また，熱を発生し蒸れるので真菌症になりやすい．

● 靴のサイズは，靴を履いて踵を合わせて足の甲を固定したときにつま先に横に指が1本置けるのが適切である．これは，歩いたときにつま先が前に動くための隙間である．

● 靴は，踵が固定され，足の甲でひもかマジックテープで固定できるものがよい．足のむくみ等に合わせてこまめに調節するので，靴についているファスナーは脱ぐ時にだけ利用する．

● 左右の足のサイズが異なる場合，装具士と相談して中敷で調整する．極端に異なる場合はオーダーする．中敷は足の変形などが強度でなければ，シューフィッターがいる靴店で選んでもよいが，変形が強い場合は医療機関でつくる．

● 踵部分は少し深めで，しっかりと踵を保持でき，ヒールカウンターが硬いもので，踵部分の高さは3〜4cmがよく，ハイヒールは避ける．

● 中敷は，医療機関で足形に合わせて足底板をつくり，使用することが望ましい．既成品であれば，なるべく足アーチ（土踏まずの部分にあたる突出

部) のしっかりしたものがよい.

● 足根骨の変形があって, 既製の靴が合わない場合はカスタムメイドを考慮する.

● 靴選びには十分な時間をかけて, 両足に靴を履き, 実際に歩き, 当たったり, ずれたりする不都合がないことを確かめる. 靴の内側・外側で立ったり, しゃがんで立ち上がる, つま先立ちをすることが有用である.

〈靴下の選び方〉

● 材質は木綿やウールなどの天然素材のものがよい.

● 出血などがあった場合にすぐに発見できるように色は白とし, 縫い目が足趾の変形部や関節部にあたらない物を選ぶ.

● 通気性のある 5 本指の靴下は白癬の予防によい. 足の感覚がない, しびれがあるときは, 1 つの部屋に 2 本の指を入れてしまい正しく履くことができないので不向きである.

〈足の洗い方〉

● 皮膚をボディブラシやナイロンタオルでこすると, 蜂窩織炎を起こすことがあるため使用を避ける.

● 柔らかいタオルやスポンジでていねいに洗い, 足趾間をよく乾燥させる.

● スキンケアとして, **表 2** の軟膏を使用する.

〈ネイルケア〉
①爪の切り方

● 原則, 爪に対して直角に切る. 爪の角も直角に残し, 陥入しないようにする.

表 2 ◆スキンケアに使う軟膏

角質軟化剤	尿素：ウレパール®クリーム, ケラチナミンコーワ®W クリーム ビタミンA・E：ザーネ®軟膏, ユベラ®軟膏
保湿剤	ヒルドイド®ローション, ヒルドイド®ソフト軟膏, ニベア®クリーム

- 高度の変形のある場合は，自分で無理な処置はせず，医療機関で**グラインダー**や**ネイルニッパー**による処置を受ける．

②巻き爪のケア

- ケアを行う前に，爪や皮膚の状態をしっかり見ておくことが大切である．発赤，腫脹など炎症徴候がある場合はケアを行わず，医師の指示や受診を勧める．
- 異常がみられない場合は，爪の角質除去などのケアを行った後，コットンテクニックやテーピングを行う．

1) コットンテクニック

- 痛みがないかを確認しながら，ピンセットや金属製耳かきなど先の細いもので，側爪郭近くの爪甲下面へ少しずつコットンを挿入する．
- コットンがとれてしまったり，入浴で濡れてしまったら，新しく挿入する．可能なら療養者に手技の指導を行う．

2) テーピング

- 療養者にテープかぶれがないかを確認し，テープを剥がしたあとの皮膚の観察を指導する．
- テーピングは巻き爪がくい込んでいる皮膚を引っ張ることで疼痛をやわらげるため，テープの角度や強さを調整するよう指導する．

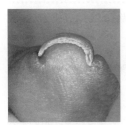

一般的な形状の巻き爪

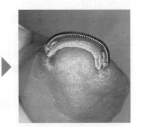

装着直後

（マルホ株式会社）

図2 ◆巻き爪マイスターの装着例

3) ワイヤによる矯正
● 爪に穴を開けて形状記憶ワイヤを通す矯正は爪が割れやすく, 割れると伸びるまで施術できないので, 最近はワイヤにフックがついて爪に挟んで矯正する巻き爪マイスター®(マルホ株式会社)がある(**図2**).

4) その他
● 最近は爪に樹脂をつけて持ち上げる矯正方法も用いられている.

禁煙指導

● 喫煙は血管病変危険因子の1つであり, 禁煙は必要不可欠である.

● 糖尿病患者では閉塞性動脈疾患(脳梗塞や心筋梗塞)の発生率が非糖尿病患者の2〜2.5倍と高く, このような患者では外傷による感染などで, 足趾の壊疽に進展しやすい.

● 医療機関の禁煙外来は, 保険診療による禁煙治療が受けられる. 市町村によっては禁煙外来治療費助成金が交付されている.

● ニコチン製剤などの禁煙補助薬は, 禁煙後の体重増加の抑制効果が期待できる.

糖尿病足病変の治療

局所治療

● 局所治療は, 壊死組織の除去, 創の浄化, 滲出液管理, 外用薬利用などと, 植皮, 皮弁形成などの再建手術である. しかし, 多くの場合は血行不全があり, 大血管の狭窄, 閉塞の有無を判断し, 血管外科へ相談する.

● 創傷治癒が進むためには, $TcPO_2$(経皮的酸素分圧)とSPP(皮膚灌流圧)がともに30mmHg以上必要である.

● 血管外科では, 血行再建術やプロスタグランジン

製剤など血行改善薬による薬物療法を行う.

● 血行再建できず潰瘍になったときは，保存治療を
行いながら，**ミイラ化作戦**[*1]，再生医療の適用，
切断を考慮する.

● 歩行時のバランスを考え，神経が麻痺していても
極力足を残しておくことを念頭に置き，悪化しな
いように観察とケアを行う.

＊1 ミイラ化作戦：壊死組織を乾燥させてミイラ状にすること．ミイラとは組織が腐敗菌感染も加水分解も起こさず，乾燥したままで虚血壊死に陥ることをさす．この方法により，局所の壊死組織が全身に害を及ぼすことなく保存できる．ミイラ化した足趾は自然に脱落することがあり，これを autoamputation という.

治療的ケア

● 空腹時血糖値 110mg/dL 以下，HbA1c 6%以
下に保つよう厳格な血糖コントロールを行う.

● 創傷，血行への治療以外に，創部に体重の圧力が
かからないようにする免荷（下肢や関節に体重を
かけないこと），再発予防のための定期診察，靴
指導・調節などのフットケアが重要である.

◆引用・参考文献
1) 溝上祐子：カラー写真とイラストで見てわかる！創傷管理．p.127 ～ 129，メディカ出版，2006.
2) 日本看護協会認定看護師制度委員会創傷ケア基準検討会：スキンケアガイダンス．p.173 ～ 185，日本看護協会出版会，2002
3) 市岡 滋：実践創傷治癒．p.79 ～ 96，金芳堂，2006.
4) Edmonds ME, Foster AVM, Sanders LJ：A Practical Manual of Diabetic Foot Care. Blackwell Publishing Ltd, Massachusetts, 2004.
5) 添田百合子編著：糖尿病フットケア外来スタートブック．メディカ出版，2011.
6) 瀬戸奈津子編：糖尿病フットケア完全マスター．メディカ出版，2009.
7) 河野彩子：糖尿病足病変のアセスメント・ケア．武井 泉，金井千晴編：糖尿病合併症ケアガイド，Nursing Mook 54，学研メディカル秀潤社，2009.

栄養アセスメント

目的

* 栄養状態の評価は，栄養マネジメントをする際に最初に行う評価である.
* 在宅において，栄養療法が適切かどうかの効果を判定する.
* 静的栄養アセスメントと動的栄養アセスメントの違いを理解する.

栄養アセスメントの概要

● 栄養状態の評価（栄養アセスメント，栄養評価）は，栄養マネジメント（栄養管理）をする際に最初に行う評価であり，栄養療法が適切か否かの判定を行う.

● 栄養アセスメントにより一般的には以下のことが行われる.
　①栄養障害の程度の診断
　②栄養療法の適応の決定
　③栄養療法の処方の決定
　④栄養療法の効果の判定　など

● 在宅において効果を判定することで，在宅での処方や問題点をアセスメントすることになる.

在宅における栄養アセスメント

● 患者の身体を観察することで，**栄養アセスメントは可能である**.

● 長期にわたって栄養障害がみられる場合，各種疾患（炎症，肝臓病，腎臓疾患など）による血清アルブミン低値と，低栄養による血清アルブミン低値が重複していることがある. 主治医と血液・生化学検査の結果を共有することが必要となる場合もある.

表1 ◆栄養アセスメントの方法

静的栄養 アセスメント	1. 身体計測	・身長，体重 ・皮下脂肪（皮下脂肪厚），上腕周囲長 ・体脂肪率，BMI
	2. 血液・生化学的検査	・血清タンパク濃度 ・コレステロール ・コリンエステラーゼ 　男性：251〜489U/L 　女性：214〜384U/L
	3. 皮内反応	・ツベルクリン反応：栄養状態が不良になると減弱または陰性化する
動的栄養 アセスメント	1. 血液・生化学的検査	・RTP（トランスサイレチン，レチノール結合タンパク，トランスフェリンなど） ・タンパク代謝動態 ・アミノ酸代謝動態
	2. 間接熱量計	・骨格筋力（握力） ・呼吸筋力

● その結果，疾患の影響がない場合は，栄養量が充足されているかどうかを確認する．

栄養アセスメントの方法

● 栄養アセスメントの方法は大きく2つに分類され，静的栄養アセスメント（静的栄養評価）と動的栄養アセスメント（動的栄養評価）がある（**表1**）．
● 静的栄養アセスメントは**栄養状態をある一時点でとらえること**．短期間では変化が出にくい指標で，その指標として総タンパク・アルブミンなどがある．
● 動的栄養アセスメントは**経時的に変化をとらえる**こと．経時的に変化する指標で，トランスフェリン・レチノール結合タンパクなどがある．

静的栄養アセスメント（静的栄養評価）‥‥‥‥
● 身体計測，血液・生化学的検査，皮内反応などがある．
● 摂取栄養素の過不足，肝・腎疾患などがある場合，その特有な栄養状態の異常を評価・判定する．

〈身体計測〉

①身長

- 一般的に，身長の計測には身長計を用いる．寝たきりや車椅子の患者，高齢者などで，直立姿勢がとれない場合は，**膝高**（計算式で算出），**指極**（身長に等しい）により身長を計測する（Column 参照）．

②体重

- 一般的に，体重の測定には体重計を用いる．立位できない場合は，車椅子用体重計やベッドスケール（ベッドに寝たままで計測できる）を用いる．
- 体重は全身のエネルギー貯蔵量を反映する．ただし浮腫が存在する場合は反映されない．
- 体格指数（BMI），平常時体重や標準体重との比較・経時的変化から，**減少率による栄養状態の評価と判定**をする．
- 通所サービス等の利用時に測定することが可能なため，事業者と連携を図っておく．

③皮下脂肪（皮下脂肪厚）

- 主に上腕三頭筋皮下脂肪厚を皮下脂肪計（キャリパー）を用いて計測する（**図1**）．
- 皮下脂肪厚によって体内総脂肪量およびエネルギー貯蔵量を評価する．

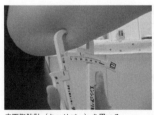

皮下脂肪計（キャリパー）を用いる

図1 ◆上腕三頭筋皮下脂肪厚の測定

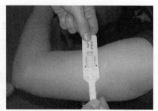

メジャーを用いる

図2 ◆上腕周囲長の測定

···Column···

膝高 (cm) より身長を算出する方法

男性：64.02＋(2.12×膝高)－(0.07×年齢)(cm)

【誤差範囲 ±3.43cm】

女性：77.88＋(1.77×膝高)－(0.10×年齢)(cm)

【誤差範囲 ±3.26cm】

＊膝高　足底の踵骨から脛骨点 (脛骨の最上部) までの長さ.

＊指極　両上肢を左右に水平に伸ばしたときの両手の指尖点 (中指の先端) 間 の直接距離.

体重からみる栄養状態

・標準体重 (kg)：身長(m)×身長(m)×22で算出

＊ BMI　body mass index, 体格指数. 体重 (kg) を身長 (m) の 2 乗で割った値. 18.5 未満が低体重, 18.5 以上 25 未満が普通体重, 25 以上が肥満.

・平常時体重 (UBW)：6～12 か月安定している体重

・平常時体重の比：測定体重／平常時体重×100

　85～95％：軽度栄養障害

　75～85％：中等度栄養障害

　75％ 以下：高度栄養障害

・体重減少率：(平常時体重－測定時体重)／平常時体重×100

　体重減少が 6 か月以内に 10％ 以上または 1 日で 0.2％ 以上の

　場合：中等度栄養障害

④上腕周囲長

・伸縮性のないメジャーまたはインサーテープを 使用し, 上腕の周囲を測定する (**図 2**).

・上腕周囲長で骨格筋 (筋タンパク) 量を評価す る.

動的栄養アセスメント (動的栄養評価)………

● レチノール結合タンパク (RBP) などの血液・生 化学的検査, 間接熱量計などがある (**表 2**).

表2◆栄養評価に用いる検査項目と基準値

検査項目	半減期	特徴	基準値
総タンパク質(TP)	–	血漿中総タンパク	6.5～8.3g/dL
アルブミン(Alb)	21日	体内でのプールが大きく、鋭敏性にかける 長期的栄養評価の指標となる	4.0～5.0g/dL
トランスサイレチン(TTR) 別名:プレアルブミン(PA)	2日	炎症疾患で低下するため、炎症のマーカーである 低栄養か炎症による低下か判定できる	男性:23～42mg/dL 女性:22～34mg/dL
総コレステロール(TC)	–	短期の栄養状態の把握に適している。低栄養のとき、血清アルブミン値より早く低下するため、早期の栄養評価の把握ができる	130～220mg/dL
総リンパ球数(TLC)		低栄養が続くと胸腺やリンパ節の障害を受け、細胞免疫を担うT細胞が減少する 総リンパ球=%リンパ球×白血球数／100	1,200～2,000/μL:軽度 800～1,199/μL:中等度 800以下/μL:高度
レチノール結合タンパク(RBP)	0.5日	肝臓で合成され、レチノール(ビタミンA)とトランスサイレチンが結合して、レチノールを運搬する	男性:3.6～7.2mg/dL 女性:2.2～5.3mg/dL
トランスフェリン(Tf)	7日	肝臓で合成され、鉄と結合し鉄を輸送するタンパクで、トランスサイレチンと同様に負の炎症マーカーである	男性:190～300mg/dL 女性:200～340mg/dL
尿素窒素／クレアチニン(BUN／Cr)	–	脱水状況を判定する 検査値が見かけ上高値となるので注意 BUN／Cr比が25以上のときは脱水・血液の濃縮が考えられる	8～20mg/dL／0.9～1.7mg/dL

◆自施設で用いられている検査項目について記載

栄養状態の評価法

● 上腕三頭筋皮下脂肪厚と上腕周囲長の測定によっ
て栄養状態を評価することができる（**図3**）.

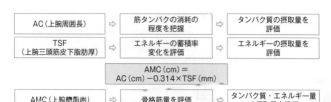

計測値と基準値との比較による評価

計測項目	基準値との比較での評価	判定
AC (%AC)	骨格筋と体脂肪の消耗	60%以下：高度
TSF (%TSF)	体脂肪の消耗	60～80%：中等度
AMC (%AMC)	栄養不良	80～90%：軽度

判定のための計算式：% AC＝AC (cm) ／基準値*(cm)×100
% TSF＝TSF (cm) ／基準値*(cm)×100
% AMC＝AMC (cm) ／基準値*(cm)×100

＊基準値は，「日本人の新身体計測基準値」(JARD 2001) の年齢別・性別平均値
を使用する.

図3 ◆上腕三頭筋皮下脂肪厚と上腕周囲長から得られる評価

栄養摂取量（必要エネルギー量）の決定方法

健常者向けの方法……………………………………

エネルギー投与量(kcal/日)＝
身体活動量 (kcal/kg)× 標準 (目標) 体重 (kg)

表3 ◆身体活動量の目安

高い（力仕事の多い職業）	35 ～ (kcal/kg)
適度（立ち仕事が多い職業）	30 ～ 35 (kcal/kg)
やや低い（デスクワーク中心・主婦）	25 ～ 30 (kcal/kg)

栄養アセスメント

療養者向けの方法······

エネルギー投与量（kcal/ 日）＝基礎代謝量 × 活動係数（AF, **表 4**）× ストレス係数（SF, **表 5**）

表 4 ◆活動係数
（active factor：AF）

状態	係数
寝たきり	1.0 〜 1.1
ベッド上安静	1.2
ベッド以外の活動	1.3
一般的な活動	
低い（身体レベルI）	1.5
普通（身体レベルII）	1.75
高い（身体レベルIII）	2.0

表 5 ◆ストレス係数
（stress factor：SF）

状態	係数
手術（術後 3 日間）	1.2 〜 1.6
褥瘡	1.2 〜 1.6
感染（流行性感冒）	1.2 〜 1.5
発熱 37℃	1.2（1℃上昇 0.2 増加）

◆引用・参考文献
1) 清野 裕, 門脇 孝, 中村丁次, 本田佳子編：NST 臨床栄養療法スタッフマニュアル. p.10〜19, 医学書院, 2009.
2) 日本静脈経腸栄養学会：コメディカルのための静脈経腸栄養ガイドライン. p.2〜15, 南江堂, 2005.
3) 日本病態栄養学会編：NST ガイドブック. p.10〜11, メディカルレビュー社, 2007.
4) 小野沢茂：在宅医療の栄養管理における諸問題－高齢者低栄養を中心に. 日本在宅医学会雑誌, 3 (2)：3〜12, 2002.
5) 丸山道生：外来における栄養管理の現状－外科手術後患者の外来栄養管理. 静脈経腸栄養, 20 (1)：13〜19, 2005.
6) 特集／高齢者栄養－在宅・地域栄養サポートへの第一歩. 訪問看護と介護, 16 (10), 2011.

···Column···

サルコペニアとフレイル

　サルコペニアとは「筋肉量が減少し，筋力や身体機能が低下している状態」である．一方，フレイルとは「加齢に伴い身体の予備能力が低下し，健康障害を起こしやすくなった状態」で，いわゆる「虚弱」である．

　サルコペニアは筋肉量や筋力の低下による身体機能の低下であることに対し，フレイルは身体的だけではなく，精神・心理的，社会的な衰弱や虚弱を含む．

　サルコペニアは，下腿周囲長（**図**），上腕周囲長，上腕三頭筋皮下脂肪厚を測定することで，筋肉量や筋力の低下を判定する目安となる（**表**）

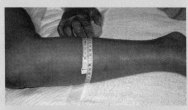

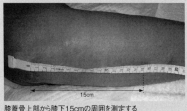

膝蓋骨上部から膝下15cmの周囲を測定する

図◆下腿周囲長の測定

表◆測定値によるリスク判定

測定項目	測定値	リスク
上腕周囲長	21cm 以下	筋肉量の低下
下腿周囲長	31cm 以下	筋肉量の低下，転倒
握力	男性 30 kg 未満　女性 20 kg 未満	筋力の低下

食欲低下時の栄養管理

目的

* 食欲低下の原因を理解する.
* 1つの検査値だけで判断するのではなく, 総合的に観察, アセスメントすることの必要性を理解する.
* 血清アルブミン値の判定基準・低下の要因を理解する.

食欲低下の原因

● 摂食中枢 (空腹中枢と満腹中枢の2つ) が, 食欲をコントロールしている.

● 食事後, ある程度時間が経って, 血液中の血糖値が下がってくると, 空腹中枢を刺激し「お腹がすいた」と感じる. 逆に, 食事をして血糖値が上がると, 満腹中枢を刺激して「もうお腹が一杯」と感じる.

● 食欲低下の原因には, 以下が考えられる.

①栄養状態の不良:栄養状態の不良は食欲低下の原因となる

②食事の状態:味が薄いと食欲がわかない. 食事摂取不良による味覚異常 (亜鉛やビタミンB群不足)

③疾患の状態:食べ物を消化する能力の低下, 発熱, 炎症

④精神状態:がんの告知などや, いろいろな悩みや不安による精神的ストレス

⑤抗がん薬, 利尿薬の有害反応

低栄養を早期に発見するためにチェックする項目

● 1つの検査値だけで判断するのではなく, その他の検査値とともに, 食事量や患者の身体状況を観察, アセスメントすることが必要である.

体重減少率

● 日常的・定期的に体重測定を行うように指導し、習慣にする．理由もなく体重が減りつづけて、低栄養の危険性が疑われるときには、**体重減少率を**チェックする．

体重減少率＝(平常時体重−測定時体重)／
平常時体重 ×100

平常時体重とは、6～12か月安定している体重

● 低栄養の可能性は、① 1か月で5%、3か月で7.5%、6か月で10%の体重減少があるとき、②長期間にわたり体重がわずかでも減少し続けているとき、である．

血清アルブミン値

● 血液中のタンパク質が不足すると血清アルブミン(Alb) 値が低下するので、血液検査で測定する．低栄養状態は、タンパク質とエネルギーの摂取不足に起因する (protein energy malnutrition：PEM)．この検査は健康診断にも含まれている．

● 血清アルブミン値の判定基準は以下の通り．

3.0 以下：本格的な低栄養状態で医師の治療が必要
3.1 ～ 3.5：栄養補給によって改善可能
3.6 ～ 3.9：要経過観察、生活改善
4.0 以上：異常なし

血中コレステロール値

● コレステロール値は**低すぎても**リスクになる．

● 血中コレステロール値は 150mg/dL 未満が低栄養のリスクの目安となる．

- 食欲が低下しているときは胃腸の消化吸収能力が衰えていると考えられるため，三大栄養素（糖質，脂質，タンパク質）の補給を優先するが，療養者の食欲を高めるために，好物をとり入れた食事にするなどの工夫をする．

- ワンパターンな献立など，食事自体に飽きてくると食欲が低下しやすい．少量でも高エネルギーの食品を，味付けにメリハリをもたせて療養者にあった食べやすい形態にするなどの工夫が必要である．消化のよいタンパク質を効果的にとり，ほかの栄養素のバランスを考える．

体力のベース

身体の機能を維持するうえで必要となるのも**エネルギーとタンパク質**である．そのため，エネルギーとタンパク質が不足すると，体力・抵抗力が低下する（**図1**）．

- 生命維持や活動のためのエネルギー源になるもの：タンパク質，糖質，脂質．
- 筋肉・血液・骨などの身体の構成成分になるもの：タンパク質，脂質，ミネラル，水分．
- 身体の機能（生理作用）を調整するもの：ビタミン（**表1**），ミネラル，タンパク質，水分．

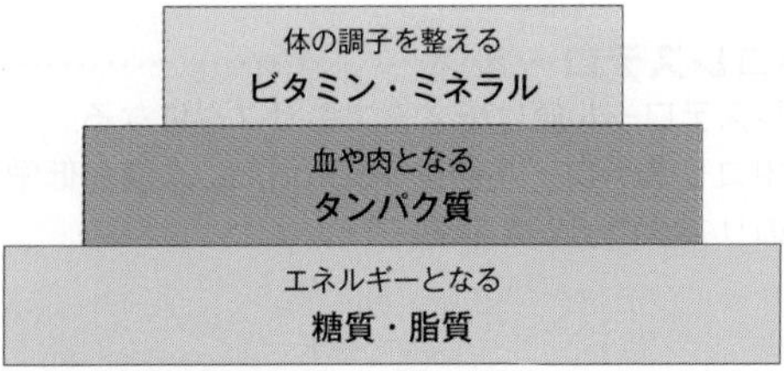

| 体の調子を整える
ビタミン・ミネラル |
| 血や肉となる
タンパク質 |
| エネルギーとなる
糖質・脂質 |

図1◆栄養素の作用

表1 ◆ビタミンの効果と含まれている食品

ビタミンの種類	不足しているとき	多く含まれている食品
ビタミンB₁／ビタミンB群	睡眠不足や過労などで，食欲がない	うなぎの蒲焼き，肉類，豆類，ハム，玄米など
ビタミンC	ストレスがたまって食欲不振	野菜，果物など

水分の必要性

水分が人体に必要とされる理由・・・・・・・・・・・・・・・

- 成人の体の 55 ～ 60％ を水分が占めている．高齢者は加齢とともに実質細胞数が減るため，成人よりも水分含有量が減り約 50％ とされる．

- 生命維持に不可欠な水分は，飲料だけではなく食事によっても体内に摂取され，細胞内液や血液，リンパ液の成分となる．水分は，血液，皮膚，筋肉，臓器，骨など，あらゆる部分に分布している．

- 食事量が減ると水分量も減ってしまい，脱水となることがある．食事量が少ないときは，とくに多めに水分を摂取する（p.177，「脱水時のケア」を参照）．

体温の調整・・・・・・・・・・・・・・・・・・・・・・・・・・・・・・・・・・・・

- 栄養素の代謝過程でエネルギーを発生するときつくられる比熱（物質1g 当たりの熱容量）は大きくなるほど，温まりにくく，冷めにくい性質をもっているので，外気温の影響を受けにくい．

- 体内の水分は，尿や便，呼吸（呼気），汗となって排泄され，その際に体温の調整を行っている．

水分不足のシグナル・・・・・・・・・・・・・・・・・・・・・・・・・・

- 一般的に体重の約1％の水分が失われると，**のどが渇く＝水分不足**という自覚がなされる．

- 食事量が減ると同時に，のどの渇きも自覚しにくくなる．加齢とともに喉の渇きを感じる「口渇中枢」が減退するため，実際には水分が必要な状態

であっても喉の渇きが感じにくくなるため，さらに水分摂取量が減ってくる．
- 体重の10%の水分を失うと，筋肉の痙攣，意識の混濁，腎機能障害が起きる．体重の20%以上の水分を失うと生命にかかわる．
- 1日に必要な水分量の計算式は以下の通りである．

水分必要量＝尿量＋不感蒸泄量＋便中水分量（約100mL）＋排液量（嘔吐・下痢）

食欲低下が改善されない場合

- 食欲不振が1週間持続し，食事摂取量の増加がない場合は，静脈栄養（中心静脈栄養，末梢静脈栄養）や経腸栄養（経鼻胃管，胃瘻，腸瘻）の併用が必要であるかを検討する（**図2**）．
- **図3**のように食欲不振時の栄養アセスメントを行い対応する．

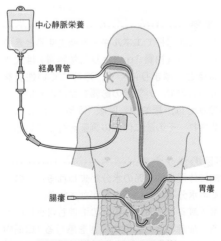

図2 ◆経腸栄養と静脈栄養（中心静脈栄養）

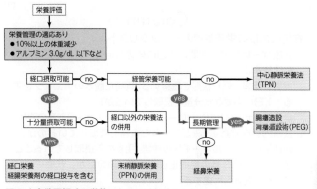

図3 ◆ 食欲不振時の栄養アセスメントチャート

中心静脈栄養

● 中 心 静 脈 栄 養 (total parenteral nutrition：TPN) は，消耗性疾患や消化器疾患などで長期間，経口摂取ができないときに一時的に使用する．

● 長期の静脈栄養は腸粘膜萎縮や腸粘膜の**バリア機能の低下**を起こしやすいため，消化管が使用可能であれば，経腸栄養 (enteral nutrition：EN) に切り替えることを検討する．

胃瘻

● 腸を使わない栄養補給は，腸の粘膜を弱らせ，腸の粘膜に数多く集まっている免疫細胞の機能を低下させる．

● 栄養療法の第一選択は，腸が使えるときは胃瘻 (経腸栄養) がよいとされる．

● 一度胃瘻を造設しても，患者の体調が回復すれば，通常の経口の栄養摂取に戻すことは可能である．

在宅における栄養管理のチェックリスト

□介護サービスで1週間に1回の体重測定を行い，体重の変動に注意する．

□皮膚の乾燥・張り状態を観察する（同時に脱水のチェックをする：1日に必要な水分量を摂取しているか）．

□排便のチェックとコントロールをする（水分・食事摂取量の確認）．

□食事内容を確認する（どのような食物を摂取しているのか）：各種栄養・エネルギー不足の確認（主食のみ摂取していることがある．1日3食の規則正しい食事が理想だが，状態に応じて分食，間食を考慮する）．

□嚥下の状態を確認する（噛みやすく，飲み込みやすい食形態を工夫する）：摂食状況を確認することで，脳梗塞などの異常の早期発見も可能である．

□口腔内の異常の有無，義歯の不具合の有無の観察

□仙骨・下肢の浮腫がないかを確認する：褥瘡予防に努める．

□家族と一緒に楽しく食事するなど，食事環境を整える．

実践へのヒント

・日常的には，タンパク質（豆腐，しらす，卵，肉など），ビタミン（果物，きのこ，大豆製品，淡色野菜），ミネラル（小魚，牛乳，乳製品，海草類）をバランスよく摂取するように説明する．

・味付け：副菜の一品に濃い目の味付けや香辛料で変化をつける（甘い，辛いなど，はっきりした味であると食欲がわくことがある）．

・補助食品の利用：嚥下力が低下した人向けなどに市販の補助食品がある：エンジョイゼリー（クリニコ）1個300kcal，エンジョイclimeal（クリニコ）1本200kcal，アイソカルジェリーHC（ネスレ）1個150kcalなど．

食欲が落ちているときの注意点

　食欲がないと，のどを通りやすい主食（おかゆ）のみ摂取していることがある．それだけでは，タンパク質やエネルギーが不足してしまうため，おかゆに卵や野菜類，牛乳をプラスし，タンパク質や脂質，ビタミンなどを補う．

◆自施設の栄養状態が改善されない場合の対応について
記載

◆**引用・参考文献**
1) 清野 裕, 門脇 孝, 中村丁次, 本田佳子：NST 臨床栄養療法スタッフマニュアル. p.59 〜 607, 医学書院, 2009.
2) 中村丁次：栄養の基礎がわかる図解事典. p.52 〜 53, 成美堂出版, 2009.
3) 江指隆年, 中嶋洋子：応用栄養学. p.153 〜 157, 同文書院, 2004.
4) 日本静脈経腸栄養学会編：静脈・経腸栄養のガイドライン——静脈・経腸栄養を適正に実施するためのガイドライン. p.4 〜 6, 南江堂, 2005.

低栄養時のケア
療養者の栄養管理

目的

* 低栄養は，誰にでも起こり得るものとして理解する．
* 低栄養の状態は，不足栄養素により分類されることを理解する．
* 低栄養の予防・早期発見のポイントを理解し実践する．

低栄養の概要

● 低栄養は，疾病の有無，年齢や性別にかかわらず，**誰にでも起こり得るもの**として理解する．食欲不振や偏食などが続くと，自分でも気づかないうちに栄養素が不足し，低栄養状態になることがある．

● 低栄養になると，筋肉量の減少，内臓タンパク質の減少がみられ，免疫能が障害され，**生命維持に必要な臓器の機能低下**をまねきやすい．感染性疾患，消化器疾患，腎臓疾患，腫瘍性疾患を発症しやすくなる．

● 心機能低下，非感染性の呼吸機能低下，肺炎，創感染，創治癒の遅延などの感染性合併症などがみられたら，低栄養が疑われる．

低栄養の原因

①栄養素の摂取不足：消化器疾患による通過障害，食欲不振．
②消化吸収障害：胃腸・肝臓・胆嚢・膵臓疾患．
③栄養素の喪失：**タンパク質漏出性胃腸症**[*1]，消化管出血，下痢，重度の褥瘡．
④栄養素消費増大：内分泌機能亢進，発熱，悪性腫瘍．

⑤肝障害：タンパク質合成低下，糖・脂質代謝障害.

⑥不適切な栄養管理：アセスメント不足.

*1 タンパク質漏出性胃腸症：血漿タンパク質，とくに血清アルブミンが胃腸管内に漏出して低タンパク質血症を起こす症候群をいう.

低栄養の状態別分類

低栄養の状態は，不足栄養素により下記に分類される.

①マラスムス（**図1**）：長期間の栄養の不摂取により，**タンパク質とエネルギー量がともに欠乏した状態**（体重減少，筋肉量の低下）. アルブミンは基準値を保ち，浮腫も起こらない.

②クワシオコール（**図2**）：**エネルギー量は比較的充足しているが，タンパク質欠乏が著しい状態**（臓器タンパク質量の減少，免疫能の低下）. 低アルブミン血症による腹水が特徴. 顔や腕，手足の浮腫がみられる. 脂肪肝による肝腫大もみられる.

③マラスムス性クワシオコール：予後の悪い混合型. 高齢入院患者に多い.

マラスムスとクワシオコールの特徴を**表1**に示す.

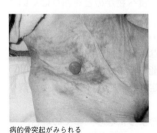

病的骨突起がみられる

図1◆マラスムス

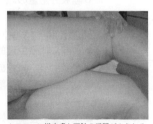

セロファン様皮膚と下肢の浮腫がみられる

図2◆クワシオコール

表1 ◆低栄養の特徴

	マラスムス	クワシオコール
不足の栄養素	エネルギー，タンパク質	主にタンパク質
所見	飢餓状態	浮腫
体重	減少	軽微な減少
脂肪分解	亢進	低下
筋タンパク質分解	亢進	低下
臓器タンパク質	保持	低下
血清アルブミン	ほぼ正常	低下

栄養管理

栄養管理に対する観察ポイント……………

● 栄養管理が必要な療養者の特徴と栄養管理に対する注意点を下記に示す．

①味覚・臭覚・視覚の衰え：味がわかりづらく，食欲低下につながる

②のどの渇きが感じにくい：水分摂取量の低下での脱水

③食欲の低下：タンパク質・ミネラル・ビタミン類の摂取不足

④消化液の分泌が低下：下痢を起こしやすい

⑤嚥下反射の低下：食物を飲み込みにくく，誤嚥しやすい

⑥唾液分泌量の減少：食べ物がのどを通りにくい

加齢に伴う変化………………………………

● 加齢に伴う生理的な現象により，味蕾の味細胞数が減少し，味覚機能の低下が起こる．

● 食べ物の嗜好が限定され，摂取する食べ物が偏りやすい．

● 味の濃い食事を好むようになり，多くの場合，塩気が強い食べ物を好むようになる。そのため塩分のとり過ぎに注意する．

表2 ◆疾患ごとの改善に効果的な栄養素

疾患	効果的な栄養素	摂取が推奨される食品
高血圧	カリウム，カルシウム，コリン	カリウム：大豆，きな粉，肉，豆類 カルシウム：牛乳，チーズ，ヨーグルト コリン：卵，大豆
脳梗塞	抗酸化物質：チオール，アスコルビン酸（ビタミンC），ポリフェノール類（ビタミンE），カロチノイド	ポリフェノール：チョコレート，ココア，しそ ビタミンE：アーモンド，うなぎ ビタミンC：サツマイモ，ブロッコリー，イチゴ，オレンジ カロチノイド：緑黄野菜，ニンジン，レバー
認知症	コエンザイムQ10 抗酸化物質：チオール，アスコルビン酸（ビタミンC），ポリフェノール類（ビタミンE），カロチノイド	ポリフェノール：チョコレート，ココア，しそ ビタミンE：アーモンド，うなぎ ビタミンC：サツマイモ，ブロッコリー，イチゴ，オレンジ
関節症	コンドロイチン，コラーゲン	コンドロイチン：納豆，ヤマイモ，オクラ コラーゲン：豚足，牛筋，鶏の手羽先
肺炎	高タンパク質	タンパク質：肉，魚，大豆（豆腐，納豆）

疾患別：摂取推奨食品

● 療養者に多くみられる疾患と，その改善に効果的な栄養素，その栄養素を多く含む食品を**表2**に示す.

低栄養を改善する栄養
〈必要な栄養素〉

● タンパク質不足による低栄養にならないように，良質なタンパク質をしっかりととる.

● 良質なタンパク質の供給源は，魚介，肉，大豆製品，卵，牛乳などであり，1日に必要な摂取基準は，成人男性で60g，成人女性で50gである.

〈補助食品の活用〉

● 栄養の摂取の基本は，自分で食事をとること. 栄養バランスのよい食事をとることである.

● 食事は，QOLの維持にも影響がある. 不足した

表3 ◆補助食品の例

食品名（商品名）	エネルギー／タンパク量	製造元
エンジョイ コラーゲンゼリー	エネルギー：80kcal タンパク質：6.0g	クリニコ
エンジョイゼリー (220g)	エネルギー：300kcal タンパク質：11.2g	クリニコ
メイバランス たんぱくゼリー	エネルギー：80kcal タンパク質：4g	明治
メイバランス Mini	エネルギー：200kcal タンパク質：7.5g	明治

栄養素を補い，低下した体力を回復させ，より多くの栄養を摂取できるようにすることが必要である．

● 栄養摂取が難しいときは，**市販の栄養調整食品を利用する方法もある（表3）**．高タンパク，高エネルギーでバランスのとれたタイプの補助食品は，少量でも多くの栄養素が得られ，栄養バランスを整える効果も期待できる．

低栄養の予防・早期発見

● タンパク質は筋肉や臓器など，身体を構成する主成分として重要な栄養素であり，エネルギー（糖質，脂質）は身体を動かすエネルギーである．

● 低栄養において最も深刻な状態は，タンパク質とエネルギーがともに不足した **PEM**（protein energy malnutrition）という状態である．

● タンパク質・エネルギー不足状態にならないため，予防と早期発見が重要となる．

予防のポイント

● 年齢を重ねると筋肉をつくる能力であるタンパク質合成能が低下し，筋肉の量が減少する．

● 筋肉量の減少は，運動能力や基礎代謝を低下させ，食欲不振をまねくこととなる．その結果，十分な栄養素が摂取されなくなり，さらなる筋肉の

減量につながるといった悪循環がある.

● バランスのとれた食事の摂取と適度な運動が重要である.

● 水分摂取が不足しがちなため, 飲水を勧めることも重要である.

早期発見のポイント……………………………
〈外見〉
● 顔色が悪い.
● 目の下にくま (低栄養の疑い) がある.
● 痩せた (頬がこけた).
● 皮膚の炎症を起こしやすい.
● 下肢にむくみがある.

　「何か違うな」と感じることがあれば, 医師へ相談する必要がある.

〈低栄養のリスクがある療養者〉
　以下のような療養者は低栄養にならないように注意が必要である.
● 加齢に伴い嗜好が変化した (あっさりした食事を好む).
● 加齢に伴う食欲不振 (食が細る).
● 毎日一人で食事をしている.
● 体重が減少してきた.
● 食事の介助が必要.
● 体調不良 (疾病) やストレスによる食欲不振がある.
● 口腔や消化器などの治療を受けている (外科的治療).
● 加齢に伴い唾液分泌量が減少した (口腔乾燥).
● 咀嚼力・嚥下機能が低下した (口腔機能低下).
● 味覚が低下した (亜鉛不足, 薬品による影響, 糖尿病などの疾患).

◆引用・参考文献
1) 清野 裕, 門脇 孝, 中村丁次, 本田佳子編：NST 臨床栄養療法スタッフマニュアル. p.599 ～ 607, 医学書院, 2009
2) 中村丁次監：栄養の基礎がわかる図解事典. p.52 ～ 53, 成美堂出版, 2009.
3) 江指隆年, 中嶋洋子編著：応用栄養学 第 4 版. p.153 ～ 157, 同文書院, 2004.
4) 日本静脈経腸栄養学会編：コメディカルのための静脈・経腸栄養のガイドライン. p.4 ～ 6, 南江堂, 2005.
5) 大谷幸子：栄養管理. 清野 裕, 門脇 孝, 中村丁次, 本田佳子編：NST 臨床栄養学療法スタッフマニュアル. p.601 ～ 602, 医学書院, 2009.

Memo

....

....

....

....

....

....

....

....

....

....

....

....

下痢・便秘時のケア

目的

* 下痢・便秘の原因・種類を理解したうえで栄養管理を行う.
* 便秘への対策として，適度な運動と十分な睡眠をとり，ストレスの緩和を図る.

下痢の概要

- 下痢とは，水分量の多い液状の糞便を頻回に排出する状態をいう．下痢は多くの療養者で起こりやすい症状である.

- 医学的には，1日に 200mL 以上，または1日の糞便内の水分量が 200g 以上の便が出ることをいう.

- 水様便が持続すると電解質バランスを崩しやすい．そのため，すみやかに主治医に連絡し，日常から排便コントロールを行う.

- 下痢を起こしているときは，できるだけ消化管に負担をかけない食品とその形態を選択して提供するよう指導する．また，温かい食事を提供するようにするとよい.

下痢の原因

- 下痢は急性下痢 (1～2週間以内に治癒する)，慢性下痢 (3週間以上続く) に分けられる (**表1**).

- 急性下痢は，病原菌やウイルスの感染の有無で分けられる．急性期の下痢は，止痢薬 (下痢止め) で止めてしまうと危険なことがあるので，内服にあたっては必ず医師に相談する.

- 慢性下痢は，機能性のものと疾患によるものに分けられる.

表1 ◆急性下痢と慢性下痢

		急性下痢			慢性下痢
非感染症	症状	突然の腹痛と下痢	機能性	症状	2週間以上だらだらと続く下痢で, よくなったり, 悪くなったりする
	原因	暴飲暴食（腸内容量の浸透圧が高まることで腸粘膜が刺激され, 腸の蠕動運動が亢進する）, 寝冷え, アレルギー, ストレス（迷走神経が刺激され, 腸の蠕動運動が亢進する）, 薬剤による有害反応などがある.		原因	ストレス, 睡眠不足, 不規則な生活など
感染症	症状	発熱・腹痛・吐気・嘔吐などを伴う下痢や, 血液・未消化物が混じる便の排泄や臭い	疾患による下痢	症状	下痢以外に疾患に応じた症状がみられる
	原因	細菌感染（赤痢菌, サルモネラ菌）とウイルス感染（ロタウイルス, エンテロウイルス）		原因	がん, 潰瘍性大腸炎（腸管に炎症が起こると滲出物が増加し, 腸管内への水分分泌も亢進する）, クローン病, 吸収不良性症候群, 肝臓病, 慢性膵炎, 胃切除によるダンピング症候群, また, 抗生物質などの薬剤によるものもある

下痢にかかわる腸の病態生理

- 腸は水と電解質の分泌・吸収を行っている.
- 飲水, 唾液, 胃液, 膵液, 胆汁をあわせて9L/日の水分が腸に流入し, 腸管で吸収される（小腸：8L, 大腸：0.5〜0.9L, 糞便中：0.1〜0.2L）.
- 下痢で腸内の消化液の喪失が高度になれば, 多量のカリウム (K) が失われる.
- 下痢ではアルカリ性の消化液が失われ, 細胞外液のクロール (Cl) が上昇し, HCO_3^- が増え, 体内が酸性に傾いてしまうため, **高 Cl 性代謝性アシドーシス**をきたす.
- 便から排泄されるナトリウム (Na) は1日10mEq以下である.

下痢に関する栄養管理のポイント

下痢に関する栄養管理の基本……………………

- 食事の回数を5〜6回にして胃腸への負担を減らす.
- 冷たい飲み物は腸管を刺激する. 体温に近づけるように, ゆっくり噛むように飲む.
- サツマイモ, カボチャ, 栗, 豆類は, 腸内で発酵してガスを発生し, ガスが腸を刺激するため控える必要がある.
- 脂質は, 消化が悪く, 腸管を刺激するため制限する.
- コーヒー・炭酸飲料・アルコール・香辛料・酸味の強いもの・刺激の強い野菜（玉ねぎ・にんにく・たかのつめ）を避ける.
- 急性下痢か, 慢性下痢かを判断し, 以下のような栄養管理を行う.

〈急性下痢〉

- 安静を保ち, 絶食する.
- 症状が回復したら, 流動食, 5分粥, 全粥, 常食と移行する.
- 消化のよい食品（低脂肪, 低繊維食）を選択して摂取する.

〈慢性下痢〉

- 栄養障害を引き起こす可能性があるため, 急性下痢と異なり, 絶食の必要はない.
- 十分なエネルギー量, 栄養バランスのとれた食事が必要である.

下痢便の性状による食事の検討……………………

- 下痢便の性状によって, それぞれ食事の形態を検討する（**図1**, **表2**）. 脂っぽくタンパク質の多い肉類, 乳製品, 糖分の多い物, 冷たい物は避ける必要がある.

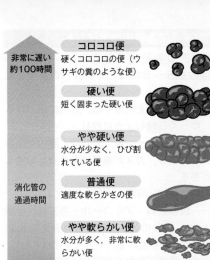

図1 ◆便の性状（ブリストルスケール）

非常に遅い約100時間	**コロコロ便** 硬くコロコロの便（ウサギの糞のような便）	
	硬い便 短く固まった硬い便	
	やや硬い便 水分が少なく，ひび割れている便	
消化管の通過時間	**普通便** 適度な軟らかさの便	
	やや軟らかい便 水分が多く，非常に軟らかい便	
	泥状便 形のない泥のような便	
非常に早い約10時間	**水様便** 水のような便	

表2 ◆便の性状別食事の検討

水様便	便に水分を取られてしまうので，水分中心の食事をとる．イオン飲料，番茶，オーエスワン®などの経口補水液を利用する．
泥状便	お腹にやさしい食事（豆腐，パンがゆ，野菜の煮つぶし）をとる．
軟便	便に形が見られてきたら，軟らかい食事（おかゆ，うどん）とする．

● 便の性状を客観的に知るために視覚化することが有効である．実際の訪問看護サービスではスケールを利用者に見せ活用している事業者もいる．

下痢に関するケアのポイント

● 身体が冷えると消化管の運動が低下する．湯たんぽや衣服で調節して保温を図る．

● 便中の消化酵素の付着により，肛門周囲の皮膚障害や感染を起こしやすいので注意する（スキンケアを行う）．

● 高齢者や長期臥床者，麻痺患者で下痢の失禁を認めた場合，直腸内の硬便のあいだを水様便が伝わり排泄されている場合がある（適宜，摘便を行う）．

● 不安やストレスを軽減する．

•••Column•••
過敏性腸症候群～ストレスが原因の下痢

消化管の働きは自律神経によってコントロールされているため，自分自身の意思とは関係なく機能していることとなる．

そして，自律神経に影響を及ぼすのがストレスである．

日本人の5人に1人は，ストレスが原因で起こる下痢である「過敏性腸症候群」になる．女性に多く，下痢と便秘を交互に繰り返す場合もみられるが，体力の消耗はみられない．腸を整え，元気にすることが重要である（図2）．

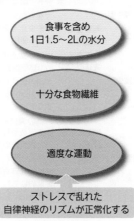

食事を含め
1日1.5～2Lの水分

十分な食物繊維

適度な運動

ストレスで乱れた
自律神経のリズムが正常化する

図2 ◆ 腸を整える要素

- 便秘は，量的にも質的にも生理的排便が障害され，「本来体外に排出すべき糞便を十分量かつ快適に排出できない状態」とされる.
- 便秘は"疾患名"でも"症状名"でもなく，"状態名"である.
- その状態は大別され，「排便回数や排便量が少ないために糞便が大腸内に滞った状態」，あるいは「直腸内にある糞便を快適に排出できない状態」である.

便秘の種類

- まず「器質性」と「機能性」に分類される（**表3**）.
- 「器質性」は「狭窄性」と「非狭窄性」に分け，「非狭窄性」と「機能性」は，それぞれ「排便回数減少型」と「排便困難型」に分けられる．この「排便回

表3 ◆ 便秘の分類

原因分類		症状分類	病態分類	
器質性	狭窄性	−	−	大腸管腔の狭窄による物理的な通過障害で起こる便秘
	非狭窄性	排便回数減少型	−	大腸管腔の狭窄はないが，特徴的な形態変化を来たす器質的疾患により生じる便秘
		排便困難型	器質性便排出障害	
機能性		排便回数減少型	大腸通過遅延型	大腸の糞便移送能が低下しているため，排便回数が減少する便秘
			大腸通過正常型	大腸の糞便移送能は障害されていないにもかかわらず，排便回数が減少する便秘
		排便困難型	硬便による排便困難	大腸の糞便移送能は保たれており，排便回数や排便量は減少していないが，直腸内の糞便がスムーズに排出されない便秘
			機能性便排出障害	機能的な障害により，直腸内の糞便を量的にも質的にも十分排出できない便秘

文献4）を参考に作成

数減少」と「排便困難」というのが「症状」となる.

● 「排便回数減少」の目安は「週3回未満の排便」. 「排便困難」とは「直腸内の糞便の排出が十分でなく残便感がある」状態のこと.

● 内服薬による影響もある.

便秘の日常管理・栄養管理

便秘の日常管理 ・・・・・・・・・・・・・・・・・・・・・・・・・・・

● 適度な運動と十分な睡眠をとり,ストレスの緩和を図る.

● 1日3食の規則正しい食事をとる.

● 便中の水分不足・食物繊維の不足の予防のため,水分,食物繊維,オリゴ糖（ヨーグルト）を摂取する.

● 豆類,野菜,果物,海藻のバランスのとれた食事内容とする. **便秘時に勧められる食材**には次のようなものがある.

　豆類：そら豆,きな粉,こんにゃくなど.

　野菜：カボチャ,キャベツ,ブロッコリー,カリフラワー,ホウレン草,ニンジンなど.

　果物：りんご,もも,オレンジ,ラズベリーなど.

便秘に関する栄養管理 ・・・・・・・・・・・・・・・・・・・・・・・

〈便秘を改善する食品〉

乳製品（牛乳,ヨーグルト）：腸を刺激する.

油脂類（バター,ごま油）：脂肪は腸内容物の通過をスムーズにする.

酢酸・クエン酸・リンゴ酸：大腸の蠕動を促す.

糖分（はちみつ,砂糖）：腸内で発酵しやすく,大腸の蠕動を促す.

香辛料（カレー）：大腸を刺激する.

その他（寒天）：緩下作用がある.

便秘に関するケアのポイント

● 便秘に伴う腹部症状，痔，裂肛を観察する．
● 朝食後 30 〜 40 分で胃結腸反射が活発になるた
め，決まった時間に食事を摂取し，定期的な排泄
を心がける．
● 適度な運動，腹部マッサージを行う．
● 温罨法を腹部と第 3 〜 5 腰椎に行う．

◆引用・参考文献
1) 山名哲郎：排便障害患者さんのアプローチ．p.68 〜 77，
メディカ出版，2007．
2) 川島みどり：排便・排ガスの技術．Nursing Today, 9
(4)：8 〜 11，1994．
3) 中村丁次：栄養の基本がわかる図解事典．p.202 〜
205，成美堂出版，2009．
4) 日本消化器病学会関連研究会慢性便秘の診断・治療研究
会編：慢性便秘症診療ガイドライン 2017．南江堂，
2017．

Memo

....

....

....

....

....

....

....

....

....

....

口腔ケア
～う歯・誤嚥性肺炎予防

口腔ケア

目的

* 口腔乾燥が起こる原因と口腔乾燥に伴うリスクを理解する.
* 口腔乾燥がある療養者のケアを行う際には，口腔粘膜の損傷を回避すること，口腔乾燥を予防することが重要である.

口腔ケアの概要

● 療養者・高齢者の多くは，口腔内が乾燥している．口腔乾燥は，唾液分泌量の低下や口腔周囲筋の廃用に伴う開口状態などによって助長される.

● 唾液が十分分泌されていないと粘膜が傷つき出血しやすくなり，炎症を起こすこともある.

● 口腔乾燥は，口の動きや感覚低下を引き起こすことがあり，会話や味覚にも影響を及ぼす.

口腔乾燥が生じる原因

● 口腔乾燥が起こる原因には，唾液分泌量の減少や口腔内の乾燥助長がある.

● 口腔乾燥が起こる原因と口腔乾燥に伴うリスクを，**図1**に示す.

〈唾液分泌量の減少〉

● とくに高齢者では複数の薬物を服用していることが多いため，薬物に起因した唾液分泌量の減少によって口腔乾燥を起こしやすい.

● 唾液分泌量の減少を誘発する薬物について**表1**に示す.

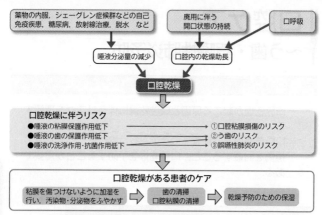

図1 ◆口腔乾燥が起こる原因と口腔乾燥に伴うリスク

表1 ◆唾液分泌量の低下を誘発する代表的な薬物

薬効分類	一般名	商品例
末梢性抗コリン薬	アトロピン硫酸塩水和物 ブチルスコポラミン臭化物 オキシトロピウム臭化物 イプラトロピウム臭化物水和物	アトロピン硫酸塩 ブスコパン® テルシガン® アトロベント®
中枢性抗コリン薬	トリヘキシフェニジル塩酸塩 ビペリデン塩酸塩	アーテン®, トレミン® アキネトン®
三環系抗うつ薬	イミプラミン塩酸塩 アミトリプチリン塩酸塩	トフラニール®, イミドール® トリプタノール®
定型抗精神病薬	ハロペリドール クロルプロマジン塩酸塩	セレネース® コントミン®, ウインタミン®
第一世代 抗ヒスタミン薬	d-クロルフェニラミンマレイン酸塩 ジフェンヒドラミン塩酸塩	ポララミン® レスタミン® コーワ, ベナ®
利尿薬（降圧薬）	フロセミド	ラシックス®, オイテンシン®

〈口腔内の乾燥助長〉

● 開口状態を助長する要因としては，長期間の絶食による口腔周囲筋の廃用や，仰臥位の持続（寝たきり）による下顎骨の後退などがあげられる．

● 仰臥位の持続により，下顎の重力が咽頭方向へか

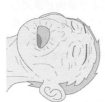
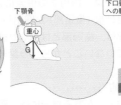
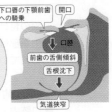

仰臥位では，下顎が重力にしたがって後退し，開口した状態になる

下顎の重力が咽頭方向にかかるため，下顎骨の後退が起きやすい

舌が後退し，舌根沈下が生じ，気道狭窄をまねく

図2◆寝たきりによる影響

かるため，下顎骨の後退が起きやすい．
● 重力が咽頭方向へかかることは，下顎骨の後退だけではなく，舌根の沈下やそれによる気道狭窄をまねくため注意が必要である（**図2**）．

口腔乾燥に伴うリスク

口腔粘膜損傷
● 口腔乾燥があると，粘膜を被覆する唾液が減少しているために，口腔ケアや義歯などの接触によって，容易に粘膜損傷の発生につながる．
● 口の中の炎症が進行して過敏となり，食べ物や飲み物の刺激さえ苦痛になって，十分な食事や水分さえとれなくなることもある．

う歯
● 唾液の機能には，歯の保護作用や洗浄・抗菌作用がある．歯の保護作用はおもにムチンが関与している．洗浄作用は，細菌やショ糖，歯垢の代謝産物である酸の口腔内貯留を防止している．また，抗菌作用は**リゾチーム**などの成分が関与している．
● 唾液分泌量の減少は，これらのはたらきを弱め，口腔内細菌の増大につながるために，口腔内汚染やう歯のリスクを高める．

- 高齢者では，歯周病の併発により歯肉が退縮し，歯の付け根（歯頸部）が露出していることがある．歯頸部は，歯冠部とは異なり硬いエナメル質に覆われていないことから，う歯になりやすい．

誤嚥性肺炎・・・・・・・・・・・・・・・・・・・・・・・・・・・・・・・・・・・・・
- 口腔内汚染がある場合には，咽頭も同様に汚染されている可能性がある．
- 療養者が唾液を誤嚥するリスクが高く，不顕性誤嚥がある場合には，汚染した唾液が肺の深部まで到達することになり，誤嚥性肺炎のリスクを高める．

口腔ケアのポイント

- 廃用性の機能低下と唾液誤嚥による肺炎を予防するためには，口腔内を清潔に保つことだけではなく，口腔ケアの際などに舌の運動や頬・口唇の運動など，廃用予防のための食物を使わないで行う間接訓練を組み入れる援助が重要になる．
- 口腔ケアの刺激は唾液分泌を誘発することになるため，汚染した唾液が咽頭に流れ込まないよう注意する．
- 吸引器があれば，吸引付きブラシなどを使用し，吸引器がない場合は指にガーゼを巻いて唾液を拭うなどの配慮をする．

体位・・
- 療養者の状態により体位を選択する．
- 舌運動が良好で，むせがなくうがいが可能な場合などにはファウラー位や坐位をとる．
- 舌運動が不良で，水分を口腔内にとどめておくことができずに咽頭に流れ込みやすい場合などは，うがいは避け，側臥位や坐位であれば前傾姿勢とし，口腔外に水分が排出できるようにする．

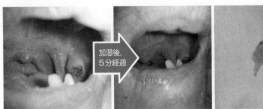
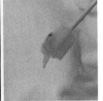

口腔乾燥あり，硬口蓋に汚染物　　加湿により，硬口蓋の汚染物　　楽に汚染物が除去できる
が付着　　　　　　　　　　　　がふやける

図3 ◆加齢による汚染物の除去

加湿‥‥‥‥‥‥‥‥‥‥‥‥‥‥‥‥‥

- 事前に加湿を行い，口腔粘膜などに付着した分泌物などをふやかすことから始め，粘膜損傷のリスクを回避する．
- 加湿の方法には，保湿剤の塗布以外に水道水などをスプレーボトルに入れて噴霧する方法もある．ただし，余分な水分が咽頭に流れ込まないよう注意する．
- 口唇が乾燥して，ささくれているような場合には，ワセリンや保湿剤，またはリップクリームなどを塗布し，開口時に痛みや出血を伴わないよう配慮する．
- 分泌物や粘膜上皮が付着している場合は，保湿剤などを塗布し5分程度おいてふやかす（**図3**）．

ケアの実施‥‥‥‥‥‥‥‥‥‥‥‥‥

- 残存歯がある場合には，**分泌物がふやける**のを待つあいだにブラッシングを行う．歯垢は歯ブラシを用いてこすり落とすことが大切である．
- 粘膜清掃は，スポンジブラシや吸引付きブラシなどを用い，清掃する順番を決めて，まんべんなく行う．
- 舌苔が厚く付着している場合は，味蕾を損傷しないよう舌ブラシなどで奥から手前へやさしく擦り

取る.

- ●ケア中からケア後には，咽頭の分泌物もふやけて くるため，適宜吸引を行ったり，喀出を促して口 腔外に排出させる.

ケアの実施後

- ●ケアの実施後は，乾燥予防として，保湿剤を塗布 し口腔乾燥を予防する.
- ●保湿剤は，粘膜への刺激や乾燥予防を考慮し，ア ルコールを含まないものを選択する.
- ●保湿剤の塗りすぎは，分泌物や細菌と層をなし て，逆に汚染を助長しかねないので注意する. ジェル状の保湿剤などを塗布する際は，薄く塗り 広げるようにする.

日常のケア

- ●仰臥位で開口状態が助長される場合は，枕を高め に調整し頸部を前屈させる，側臥位をとるなど， 普段から開口を防ぐために体位を調整する工夫が 必要である.
- ●口腔からの水分の蒸発を防ぐためにマスクを使用 することも有効である.

◆引用・参考文献
1) 才藤栄一，向井美惠監：摂食・嚥下リハビリテーション 第2版．p.94，医歯薬出版，2007.
2) 舘村 卓：臨床の口腔生理学に基づく摂食・嚥下障害の キュアとケア．p.40〜41．医歯薬出版，2009.
3) 佐々木英忠：エビデンス老年医療．p.31，医学書院， 2006.
4) 向井美惠，鎌倉やよい編：摂食・嚥下障害の理解とケア. Nursing Mook20，学習研究社，2003.
5) Peter R, Johnson PR 著，金子芳洋，土肥敏博訳：薬 と摂食・嚥下障害——作用機序と臨床応用ガイド，医歯 薬出版，2007.
6) 斉藤 力ほか編：口と歯の病気マップ．医歯薬出版，

2003.

7) 引田克彦, 米山武義ほか：プロフェッショナル・オーラ
ル・ヘルス・ケアを受けた高齢者の咽頭細菌数の変動.
日本老年医学会雑誌, 34 (2)：125 ～ 129, 1997.

8) 柿木保明, 山田静子編著：看護で役立つ口腔乾燥と口腔
ケア ——機能低下の予防をめざして. 医歯薬出版,
2005.

Memo

....

....

....

....

....

....

....

....

....

....

....

....

....

....

摂食嚥下障害の予防と対応

目的

* 摂食嚥下の全体像を理解し，摂食嚥下の過程のどこに問題があるのかアセスメントできるようにする．
* 加齢が摂食嚥下機能に与える影響を理解する．

摂食嚥下の概要

● 食物を認知することから摂食嚥下の過程は始まる．口腔内に取り込み，咽頭，食道を経て胃に至るまでである（図1）．この過程における障害を「摂食嚥下障害」という．摂食嚥下の全体像を図1，嚥下時の気道防御を図2に示す．

アセスメントのポイント

● 訪問時に嚥下障害を疑う症状（表1）の聞き取り，食後に口腔内の汚染状況や誤嚥の徴候（痰がらみの出現や呼吸音の聴取）の観察，栄養状態の把握を行い，摂食嚥下障害の疑いのある人を発見する．

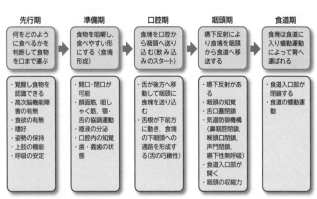

図1 ◆摂食嚥下の全体像

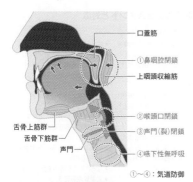

口蓋筋

①鼻咽腔閉鎖

上咽頭収縮筋

②喉頭口閉鎖
③声門(裂)閉鎖

舌骨上筋群
舌骨下筋群
声門

④嚥下性無呼吸

①～④：気道防御

図2 ◆嚥下時の気道防御

表1 ◆嚥下障害を疑う症状と観察ポイント

体重減少	食事摂取量が減少していないか
食欲低下	むせなど摂食時に生じる苦痛はないか
嗜好の変化	飲み込みにくいものを食べなくなっていないか
むせが多い	何を食べたときにむせるのか 飲み込む前か，飲み込むときか，飲み込んだあとにむせるのか
痰の変化	食事を開始してから量が増加していないか 食物残渣が混入していないか
食事に時間がかかる	いつまでも口にため込んでいないか なかなか飲み込めない様子はないか
声の変化	食後に声が変化しないか ガラガラした声はないか
咳の増加	とくに食事のあとや，就寝中に増えていないか
肺炎や発熱を繰り返している	症状の出現はないか

摂食嚥下障害への対応

● 摂食嚥下障害が疑われたら，摂食嚥下の過程のどこに問題があるのかを発見し，対応方法を検討する（**表2**）.

● 対応については療養者・家族の日常生活に無理なく取り入れられるように，**生活スタイルにあわせた方法**を療養者・家族とともに考えながら実践していくことが大切である.

表2 ◆摂食嚥下障害の症状に対するアセスメントと対応

	症状	アセスメント	対応
先行期	①食物を見ても反応しない ②食べ方がわからない ③飲み込まないうちに次々に食物を運んでむせたり、詰まったりする ④集中力がない ⑤異食 ⑥食物をすくい、口まで運ぶ動作が困難である ⑦食事中に姿勢を保つことが困難である	・意識障害、高次脳機能障害、認知症などの存在により、食物の認識や、摂食動作の遂行が困難となっている可能性がある ・神経疾患の存在や、廃用による筋力および体力の低下、あるいは栄養障害や呼吸障害による活動耐性の低下が原因となり、摂食動作の遂行や姿勢保持が困難となっていることも考えられる	●生活リズムを整える ●覚醒を促す ＊五感を刺激する ・積極的に話しかける ・食前の口腔ケアを行う ・食事の味や香りを感じてもらう ・食事の色どりの工夫をする ・調理の音を聴かせる ●覚醒のよいときにアプローチする ●本人の好物や、使い慣れた食具を利用する ●なるべく自分の手で食べてもらう ●栄養管理を行う ＊必要エネルギーや水分が摂取できていない場合は、代替食品の導入を考慮する ●姿勢を調整する ・座位またはリクライニング位で食べるための姿勢にする
準備期	①開口が困難である ②口唇閉鎖が困難である ③流涎が多い ④食物をよくこぼす ⑤表情が非対称性である ⑥口腔内のどちらか一方に食べ物が残る ⑦「パ」や「マ」の発音が不明瞭である ⑧口の中でいつまでも食物がまとまらない ⑨口腔内が乾燥している ⑩舌の動きが悪い ⑪義歯の不適合、無歯顎、咬合不良がある ⑫顔面、口腔内の知覚が低下している	・顔面神経、舌下神経、三叉神経など嚥下に関連する筋肉を支配する脳神経の障害、あるいは廃用により口腔周囲筋の運動性や知覚の低下が生じている疑いがある ・口腔内の乾燥は内服や脱水、加齢にも影響も考慮する ・口腔内の乾燥は味覚の低下、食塊の形成不全を引き起こす ・義歯の不適合、咬合不良、無歯顎は食物の咀嚼に直接的な影響を及ぼす。また、無歯顎は舌が不安定となり口腔・咽頭期にも影響を及ぼすことがある	●代償手段 ・口唇閉鎖不全→閉鎖を介助する ・麻痺側の食物残留→健側に食物を取り込む ・食塊形成が困難な場合、ばらけにくく、まとまりやすく、軟らかい形態に調整。 ・咀嚼困難→義歯の調整、歯科への相談を行う ●訓練方法 ・顔面、嚥下関連筋群のマッサージ ・口腔ケア ・舌のマッサージ、自動・他動運動 ・咀嚼運動訓練 ・口唇、頬の運動（嚥下体操） ・構音訓練（会話を促す）
口腔期	①食物の送り込みが悪い ②食物がいつまでも舌の上に残っている ③「ラ」や「タ」、「カ」の発音が不明瞭である ④飲み込もうとする前にむせる	・舌の運動障害により咽頭への送り込みが困難となっていることが疑われる ・嚥下前にむせる場合には、舌の後方の運動障害によって、嚥下反射が起こる前に咽頭に食物が流れ込んでしまい、嚥下前誤嚥*¹を起こすおそれがある	●代償手段 ・体位を工夫する ・送り込みが困難な場合は、付着性が低くまとまりやすい形態 ・交互嚥下 ・嚥下前にむせる場合は、前傾姿勢にする、水分でとろみをつける ●訓練方法 ・舌の訓練（準備期に準じる） ・構音訓練

表2（つづき）

咽頭期	①嚥下反射がなかなか起きない ②むせがある（飲み込むとき，飲み込んだあとにむせる） ③嚥下のあと，声の質が変わる ④嚥下時に鼻から食物が逆流する，または鼻水が出る ⑤嗄声	・嚥下反射がなかなか起きない場合には，加齢や廃用による嚥下関連筋群の筋力低下や，咽頭の運動性や知覚を司る脳神経の障害により，嚥下反射が遅れている可能性がある ・嚥下時にむせる場合には喉頭口閉鎖が不十分であることが疑われる．加えて，嗄声がある場合には，一側性の喉頭麻痺による声門閉鎖も不十分であることが予測され，気道防御機構の低下による嚥下中誤嚥のおそれが高いことが疑われる ・嚥下後にむせる場合には，嚥下が不十分で，咽頭に食物が残留し，それを吸気とともに吸い込み，嚥下後誤嚥のおそれがある．嚥下後の声の変化も咽頭残留を示唆する重要なサインである ・呼吸と嚥下のタイミングがあわない場合にもむせを生じやすい．呼吸状態とあわせて観察を行う ・嚥下時に鼻からの逆流や鼻水が出る場合には軟口蓋閉鎖不全が疑われる．軟口蓋閉鎖不全があると食物を咽頭に送り込む力が低下して，うまく嚥下できないおそれがある	●代償手段 ・食形態の調整 ・液体にはとろみをつける ・リクライニング位で姿勢の調整 ＊嚥下が起こりにくい 　・のどのアイスマッサージ 　・空のスプーンで舌を刺激して嚥下を誘発 ＊むせがある 　・嚥下中誤嚥*2（息こらえ嚥下，嚥下の意識化，左右差が明らかな場合には嚥下前に横を向いて嚥下（健側を使う）する方法がある 　・嚥下後誤嚥*3（複数回嚥下，嚥下後に横向き嚥下，ゼリーなどの飲み込みやすい食物との交互嚥下，嚥下後に発声を促し声の確認） 　・訓練方法（咳嗽訓練） ＊軟口蓋閉鎖不全がある 　・ブローイング（吹く動作），笛吹き，頰の膨らまし
食道期	①食事のあと，時間を経て嘔吐したり，酸っぱい液や，食物がのどに戻る ②胸やけや，胸のつかえを訴える	・食事のあと，嘔吐や酸っぱい液が喉に戻る場合，胃食道逆流が疑われる．姿勢による筋の緊張はないか，腹部を圧迫した姿勢ではないか確認する ・胸のつかえを訴える場合は，食道内の食物残留を疑う ・食後の吸引や歯みがきは嘔吐を誘発することがあるので注意する	●食後30分以上は坐位あるいは30°以上のリクライニング位で過ごしてもらう ●腹圧のかからない安楽な体位をとる

*1　嚥下前誤嚥：嚥下反射が起こる前に食塊が気道に入る
*2　嚥下中誤嚥：嚥下反射時に食塊が気道に入る
*3　嚥下後誤嚥：嚥下反射の後に咽頭に残留したものが気道に流れ込んだり，吸気とともに気道に吸い込まれる

表3◆加齢による摂食嚥下機能への影響

- 味覚，嗅覚の低下
- 歯牙の喪失による咀嚼能力の低下
- 唾液腺の萎縮による唾液分泌量の減少
- 安静時の喉頭の位置の低下
- 嚥下－呼吸の協調性の低下
- 咳嗽反射の低下
- 薬物使用による問題（睡眠薬，降圧薬，抗てんかん薬など）
- 気づかれない疾患の存在（かくれ脳梗塞など）
- 活動性の低下，意欲の低下
- 姿勢の変化（円背，側弯）
- 食道蠕動運動の低下
- 下部食道括約筋の機能低下

摂食嚥下障害の予防

加齢が摂食嚥下機能に与える影響

- 加齢が摂食嚥下機能に与える影響を**表3**に示す．高齢者は**予備能力が低下**しているため，何かのきっかけで摂食嚥下障害に陥る危険がある．

廃用による摂食嚥下機能低下

- 嚥下には食物を運ぶ機能と，唾液や痰を処理し咽頭のクリアランスを保つ機能がある．たとえ経管栄養による栄養摂取を行っていても，唾液や痰の誤嚥により肺炎を起こす可能性がある．
- 発語や会話を促し，口腔ケアや口腔周囲筋のマッサージ，他動・自動運動訓練などの積極的なアプローチを行い，摂食嚥下機能の低下を予防することが大切である．

◆引用・参考文献
1) 山田好秋：よくわかる摂食・嚥下のメカニズム．p.91，医歯薬出版，2004.
2) 才藤栄一，向井美惠監，鎌倉やよいほか編：摂食・嚥下障害リハビリテーション 第2版．医歯薬出版，2007.
3) 田中靖代編：食べるって楽しい！ 看護・介護のための摂食・嚥下リハビリ．日本看護協会出版会，2001.
4) 戸原 玄：訪問で行う摂食・嚥下リハビリテーションのチームアプローチ．全日本病院出版会，2007.

経鼻栄養
～経鼻栄養チューブの挿入と栄養剤

目的

* 経鼻栄養（経鼻経管栄養法）に向いている人，向いていない人がいることを理解する.
* 医薬品（経腸栄養剤）と食品（濃厚流動食）の違いを理解し，療養者・家族に費用等に関し説明できるようにする.

経鼻栄養の概要

● 経鼻栄養（経鼻経管栄養法）は，チューブを鼻から胃や腸まで挿入し，栄養を注入する方法である.

● 胃瘻・腸瘻などに比較し挿入が容易であることと，医師以外でもチューブの交換が可能であることがメリットである.

● 長期間の使用に向かず，定期的な交換が必要である（**通常4～6週間以内の使用とする**）.

● 身体に傷をつけることに抵抗がある人に対してや，PEG造設までの栄養・水分補給・薬剤投与の一時的な手段としては，経鼻経管栄養法は有効である.

● 鼻からチューブを挿入していることで，外見的に気になる，咽頭部の不快感が現れる，固定方法や活動などによりチューブが抜けることがある，などのデメリットがある.

経鼻栄養チューブの選択

● 経鼻栄養チューブの太さ，長さ，材質の目安を**表1**に示す.

表1 ◆経鼻栄養チューブの太さ，長さ，材質

太さ	一般的な目安は，乳幼児で 3 〜 8Fr，成人で成分栄養剤注入時は 5Fr 以上，半消化態栄養剤注入時は 8Fr 以上を用いる．
長さ	乳幼児で 40cm，成人で胃内への留置の場合は 70 〜 90cm，十二指腸以降に留置の場合は 90 〜 120cm 以上のものを選択する．
材質	ポリ塩化ビニール，シリコン，ポリウレタンがあるが，軟らかさや粘膜刺激の少なさなどから，ポリウレタン製を用いることが多い．

経鼻栄養チューブの挿入方法

経鼻栄養チューブの挿入

- 挿入体位はファウラー位または仰臥位をとる．仰臥位の場合は，30 〜 45°程度，上半身を挙上し，顎を引きやすいように枕などをあてる（図1）．また，クッションなどを用いて膝関節を屈曲させ，腹筋の緊張をとる．

- 鼻腔から耳朶，剣状突起までの長さを，経鼻栄養チューブにマークしておく．体格による個人差はあるが，成人の場合は約 50 〜 55cm である（図2）．

- 療養者がリラックスできるように声をかけながら，潤滑油をつけた経鼻栄養チューブを左右どちらかの鼻腔からゆっくりと挿入する．

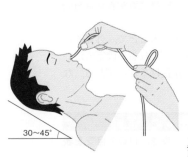

30 〜 45°程度，上半身を挙上し，顔面にほぼ垂直にチューブをゆっくりと挿入する

図1 ◆経鼻栄養チューブの挿入法

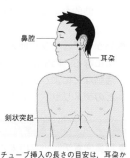

鼻腔

耳朶

剣状突起

チューブ挿入の長さの目安は，耳朶から鼻腔，耳朶（または鼻腔）から剣状突起（心窩部）までを足した長さで，成人では約50〜55cmである

図2 ◆経鼻栄養チューブの長さ

- 経鼻栄養チューブが咽頭に達したところで, 唾液を飲み込む要領で, 「ごくん」と経鼻栄養チューブを飲んでもらう.
- 咳嗽反射や嘔吐反射が強い場合, 経鼻栄養チューブがたるんで, なかなか挿入できない場合などには, 無理に挿入しない.

経鼻栄養チューブの留置部位の確認…………

- 経鼻栄養チューブが胃内に留置されたことを確認する.
- 注射器で 10 〜 20mL の空気を素早く注入し, 聴診器で心窩部での**気泡音を確認**する. この際, 心窩部だけでなく両下肺野・胸骨前でも聴取し, 心窩部での気泡音が最も強いことを確認する (**図3**).
- 吸引し, **胃内容物 (胃液) を確認**する. 吸引された内容物が胃の内容物かどうか pH 試験紙でも確認する.
- 誤挿管による事故を防ぐために, 上記のように複数の方法を実施する必要がある.

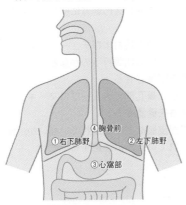

心窩部での気泡音を聴診する. この際, ①②④の位置でも聴診し, ③心窩部での気泡音が最も強いことを確認する

図3 ◆気泡音の確認

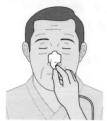 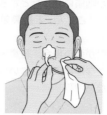 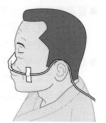

①チューブを前方にのばす　②固定部位を清潔にする　③テープで固定する

図4◆エレファント・ノーズ法による固定

経鼻栄養チューブの固定 ･･････････････････

● 固定用絆創膏を用いて，チューブを鼻翼部と頬部に固定する．

● 鼻翼の圧迫壊死を予防するために，エレファント・ノーズ法（**図4**）で固定するとよい．

自己（事故）抜去の予防

● 経鼻栄養チューブの留置は，身体的・精神的に苦痛が大きいため，ストレスの軽減に努める．抑制は極力避ける．

● 療養者に対し，経鼻栄養およびチューブ留置の必要性や，どのくらいの期間行うのかなどについて説明し，**不安を軽減させる**．

● チューブ挿入後，鼻孔部でチューブにマーキングをし，常に長さを確認する．

● 固定用絆創膏が皮脂などで剥がれていないか，確実な固定がされているかに注意する．

栄養剤注入時の注意点

- チューブが抜けないように固定部を確認する. また, 注入中の予定外の抜去にも注意をする.
- チューブのマーキング位置および口腔内でチューブがとぐろを巻いていないか確認する.
- 心窩部のみでなく両下肺野・胸骨前も聴取し, 心窩部が最も強い気泡音であることを確認する.
- チューブの閉塞予防のため, 注入後は栄養剤や薬剤がチューブ内に残らないように, 微温湯を注入する. チューブ内への酢酸水 (家庭用の食用酢を水で10倍に薄めたもの) の充填も有効である.

洗浄方法

- 栄養ボトルおよびルートは2週間ごとの交換が推奨されているが, 汚れが目立つ場合には, 早めに交換する.
- 栄養ボトルは中性洗剤で洗浄後, 0.01％次亜塩素酸ナトリウム溶液に1時間浸す. その後, 水道水で洗い流し, 自然乾燥させる.
- ルートは水道水でルートの汚れを流したのち, 0.01％次亜塩素酸ナトリウム溶液をルート内に満たし, かつ0.01％次亜塩素酸ナトリウム溶液に1時間浸す. その後, 水道水で洗い流し, 自然乾燥させる.

経鼻栄養によって起こりうる症状と対策

- 経鼻栄養が原因となる症状には, 下痢, 腹部膨満, 悪心・嘔吐などがある. それぞれについて, 原因と対策を表2に示す.

経鼻栄養

表2 ◆下痢，腹部膨満，悪心・嘔吐の原因と対策

下痢	細菌汚染	清潔なルートや容器を使用する．栄養剤は開封後すぐに使用し，作り置きや継ぎ足しはしない．
	投与速度が速い	投与速度をおとす（胃瘻・腸瘻ならば半固形化栄養剤への変更を検討する）．
	投与量が多すぎる	1回の投与量を減らし，投与回数を増やす．
	温度が冷たい	冷蔵庫で保管している場合，早めに出して常温にもどしてから投与する（放置し過ぎは細菌汚染の原因となるため注意）．
	浸透圧が高い	浸透圧の低い栄養剤に変更する．栄養剤の希釈は下痢を助長させることがあるため，注意が必要である．
	食物繊維の不足	食物繊維の付加，または食物繊維が添加されている栄養剤を使用する．
	腸管粘膜の萎縮	浸透圧の低い栄養剤から開始し，徐々に高いものへと移行していく．
腹部膨満感，悪心・嘔吐	便秘：排便コントロール不良	水分量の調整や栄養剤の見直しを行う．また，必要に応じて下剤や浣腸などを検討する．
	不適切な体位	投与中・投与後は30〜45°にベッドを挙上しておく．
	栄養素の吸収障害	原因となる栄養素を含まない栄養剤に変更する．
	投与速度が速い	投与速度をおとす．
	温度が冷たい	冷蔵庫で保管している場合，早めに出して常温にもどしてから投与する（放置のし過ぎは細菌汚染の原因となるため注意）．
	栄養剤が胃内に貯留	投与速度をゆっくりとする．低脂肪の栄養剤へ変更する．胃瘻または腸瘻による半固形短時間摂取法への変更を検討する．

経腸栄養剤の分類

● 経腸栄養剤は「医薬品扱い」と「食品扱い」の2つに大別できる（**表3**）．

● 在宅の場合は，経済的な面も考慮し，主治医と相談する必要がある．

表3 ◆医薬品（経腸栄養剤）と食品（濃厚流動食）の違い

		医薬品（経腸栄養剤）	食品（濃厚流動食）
法規		医薬品医療機器等法（医薬品、医療機器等の品質、有効性及び安全性の確保等に関する法律）	食品衛生法など
製造販売承認		医薬品製造販売の取得	なし
医師の処方		必要	不要
保険適用		あり	なし
患者負担	入院時	薬剤費として法定負担率を負担	入院時食事療養費として一部自己負担
	外来，在宅	薬剤費として法定負担率を負担	全額自己負担
診療報酬上の取り扱い		医薬品	食品
個人購入		不可能	可能

◆引用・参考文献
1) 東口高志編：改訂版 NST 完全ガイド——経腸栄養・静脈栄養の基礎と実践．p.98〜184，照林社，2009．
2) 東口高志編：全科に必要な栄養管理Q＆A．総合医学社，2008．
3) 合田文則監：臨床現場の？にすべてお答えします 最新の経腸栄養 40 の疑問解決Q＆A．月刊ナーシング，29 (11)：13〜80，2009．

経鼻栄養

Memo

経腸栄養
～胃瘻に用いるカテーテルのケアと栄養剤

目的

* カテーテルの種類と管理方法を理解する.
* 半固形化栄養剤・半固形短時間摂取法の特徴を理解する.
* 経腸栄養の適応と胃瘻のメリット・デメリットは2章 p.72の胃瘻のスキントラブル参照.

カテーテルの種類と管理

カテーテルの種類

● 使用するカテーテルは, 外部・胃内固定具の違いにより, 大きく分けて4種類ある (表1).

● 外部固定具 (外部ストッパー) にはボタン型とチューブ型, 内部 (胃内) 固定具 (内部ストッパー) にはバンパー型とバルーン型がある (p.73, 図2 カテーテルの種類) も参照).

表1 ◆胃瘻に用いるカテーテルの種類と特徴

外部固定具	ボタン型	長所	・目立たず動作の邪魔にならないために事故 (自己) 抜去がほとんどない ・栄養剤の通過する距離が短いのでカテーテル汚染が少ない ・逆流防止弁がついている
		短所	・指先でボタンを開閉しづらい場合がある
	チューブ型	長所	・投与時に栄養チューブとの接続が容易である
		短所	・引っ張って, 事故 (自己) 抜去する可能性がある ・チューブ内側の汚染が起きやすい
胃内固定具	バルーン型	長所	・バルーン内の蒸留水を抜いて挿入・抜去 (出し入れ) するので, 交換が容易である
		短所	・バルーンが破裂することがあり, 短期間で交換になることがある
	バンパー型	長所	・カテーテルが抜けにくく, 交換までの期間が長い
		短所	・交換時に痛みや圧迫感を生じる

文献2) を参考に作成

カテーテルの管理……………………………

〈外部バンパー〉

　胃壁に強く固定されたまま経過すると，胃壁を圧迫し，内部固定具が次第に胃粘膜に埋没する．そのためボタン型の場合，週1回は外部バンパーを回転させ，ゆとりがあることを確認する．

〈チューブ型のカテーテル〉

● チューブ型のカテーテルの場合，固定方法としては，タオルでくるみ，パジャマや下着にはさみ込んだり，市販の腹帯（「ペグポケット」など，**図1**）を利用する．

● カテーテルが抜けてしまうと，**2〜3時間で閉塞が起こるため**（5時間程度で完全に閉塞する），抜去予防が重要である．カテーテルの位置や固定方法の工夫をする．またバルーン型の場合は定期的な固定水の確認が必要である．

〈カテーテル内の閉塞予防〉

● カテーテル内の閉塞予防としては，経鼻栄養法と同様に，閉塞の危険性が高まってから行うのではなく，カテーテルが新しいときから，こまめに充填を行うことが大切である．

〈カテーテルの充填法〉

● 栄養剤および薬物の注入終了後や栄養剤の滴下不良時に，30mL程度の微温湯などをカテーテル注射器で注入する．また，10〜30％の酢水の充填も有効である（単に注入するのではなく充填することが重要）．

〈緊急時への備え〉

● 緊急時に備えて，常に新しいカテーテルを1本用意しておく．用意がない場合は，痰の吸引など

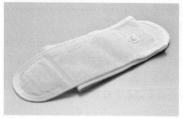

（クリエートメディック）
肌着と同じ柔らかい素材の腹帯でカテーテルを保護する。チューブ型のカテーテルを前面のポケットに収められる

図1◆ペグポケット

に用いる吸引カテーテルや抜けたカテーテルで代用してもよい.

栄養剤の注入方法

- 胃瘻からの注入方法は, 持続注入法, 間欠的注入法, 半固形短時間摂取法の3つに分けられる.
- 半固形とは, **液体と固体の両方の性質**をもつ, 液体より固形に近い半流動体のこと.
- 近年, **半固形短時間摂取法**が, 注入時間の短縮によるADL拡大やスキントラブルの回避, 下痢の予防, 介護者の負担軽減などの観点から**普及してきている**.

〈持続注入法（液体）〉

- はじめは20mL/時の速度で開始し, 消化器症状を見ながら20mL/時ずつ増量していく.

〈間欠的注入法（液体）〉

- 1回当たり400〜700mLを, 1日3〜4回注入する.

〈半固形短時間摂取法〉

- 半固形化栄養剤は, 正常な胃の機能をもち, 消化

管運動や消化吸収能をもつすべての療養者に，胃
瘻から注入することができる.

● 半固形化した栄養剤を短時間（5〜15分）で適
切な量（300〜600mL）注入することによって，
胃内で**適応性弛緩**[*1]を起こし，胃での栄養剤を
正常に貯留し，適切な量ずつ十二指腸へ排出して
いくことができる.

● 半固形短時間摂取法には，半固形化栄養剤，液体
栄養剤＋半固形化剤（増粘剤など），ミキサー食
を使用する．それぞれの特徴を**表2**に示す

● 市販の半固形化栄養剤（**図2**）のなかには，注入
に必要な専用デバイス（加圧バッグや専用チュー
ブなど，**図3**）を用いるものもある.

● 栄養剤の分類を**表3**にまとめる.

*1 適応性弛緩：摂食で一定量以上の食物が胃底部に入った
　　圧刺激（伸展受容器が感知する）により，胃底部が弛緩す
　　ること.

**表2 ◆ 半固形化栄養剤，液体栄養剤＋半固形化剤（増粘剤など），
　　　　ミキサー食の特徴**

半固形化栄養剤	・市販の半固形化栄養剤 ・粘度調節が不要 ・栄養剤の種類が少ない
液体栄養剤＋半固形化剤（増粘剤など）	・市販の液体栄養剤に半固形化剤をまぜ粘度調整したもの ・種類が多く，半固形化剤として，寒天，ゼラチン，ペクチン，カラギーナン，デンプン，グアーガム，キサンタンガムなどが使用される ・粘度調節は必要
ミキサー食	・粘度調整したミキサー食 ・家族と同じ食品が摂取可能 ・粘度調節は必要 ・コストが安い

a. カームソリッド 300, 400, 500

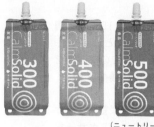

（ニュートリー）

b. テルミール®PG ソフト 400

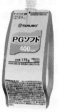

（テルモ）

図 2 ◆市販の半固形化栄養剤の例

a. EN 加圧バッグ

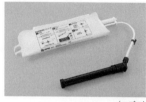

（ニプロ）

b. PEG ソリッド®

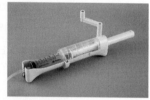

（ニプロ）

c. EJ 連結チューブ

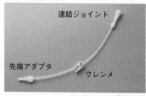

連結ジョイント

先端アダプタ　　クレンメ

（テルモ）

図 3 ◆専用デバイスの例

表 3 ◆栄養剤の分類

分類	配合	特徴	製品例
消化態栄養剤	窒素源：低分子ペプチド（ジペプチド，トリペプチド）とアミノ酸 糖質：デキストリン	・消化吸収能の低下している場合にも使用可能であるため，消化吸収能の低下した手術後や，短腸症候群，炎症性大腸疾患などが適応となる ・カード化を起こさず，チューブの閉塞の心配も少ないため，外科的には最も使いやすい	ツインライン（大塚製薬）
半消化態栄養剤	窒素源：タンパク質・ポリペプチド 糖質：デキストリン	・吸収するためには消化の過程を経る必要があるため，消化吸収能低下の場合や，消化管を安静にする必要がある場合には不適 ・術前・術後の栄養管理に用いられる	ラコール（大塚製薬） エンシュア（アボットジャパン） テルミール（テルモ）
成分栄養剤	窒素源：アミノ酸 糖質：デキストリン	・脂肪の含有量が極めて少なく，全エネルギーの 1 ～ 2 ％しか配合されていない ・ほとんど消化を必要としないため，吸収能の低下した胆，膵疾患，短腸症候群や炎症性大腸疾患（クローン病）に用いられる	エレンタール（味の素ファルマ）
天然濃厚流動食	窒素源：タンパク質（カゼイン）	・通常の食事と同様の消化吸収能を要する場合に用いられる ・長期間の静脈栄養管理後や炎症性腸疾患などにより消化吸収能が劣っている症例には適さない	オクノス流動食 A（ホリカフーズ）

経腸栄養

◆**引用・参考文献**
1) 曽和融生監：胃ろうと栄養．PEG ドクターズネットワーク．2007．
2) PEG ドクターズネットワーク：胃ろう手帳——在宅と施設での介護のために．p.12 ～ 13，2002．
3) 合田文則：胃瘻からの半固形短時間摂取法ガイドブック——胃瘻患者の QOL 向上をざして．p.37，医歯薬出版．2006．
4) 東口髙志編：改訂版 NST 完全ガイド——経腸栄養・静脈栄養の基礎と実践．p.98 ～ 184，照林社，2009．
5) 岡田晋吾監：胃ろう（PEG）のケア Q & A．p.20 ～ 60，照林社，2005．
6) 合田文則ほか：臨床現場の？にすべてお答えします 最新の経腸栄養 40 の疑問解決 Q&A．月刊ナーシング，29（11）：13 ～ 80，2009．

在宅中心静脈栄養
HPN

目的

* 在宅中心静脈栄養法（HPN）のしくみと適応を理解する.
* HPN に用いるカテーテルの種類と管理方法を理解する.
* 主な合併症である代謝性合併症とカテーテル合併症を理解する.

HPN の概要

● 在宅中心静脈栄養（HPN：home parenteral nutrition）とは，在宅において，腸からの栄養吸収ができない場合に，上大静脈より直接に栄養を供給する方法である.

● 中心静脈栄養法とは，経口摂取や経管栄養が不能または適応にならない場合，栄養状態を維持するために中心静脈を経由し，**高カロリー輸液（TPN）** を行う方法である．在宅中心静脈栄養法（HPN）は，この TPN 療法を在宅で行うことをいう.

● HPN は，感染リスクの低さや活動制限の少なさ，外見上のよさから，**完全皮下埋め込み式カテーテル**が普及している.

● 完全皮下埋め込み式カテーテルを用いている場合，内部の状態がわからないため，症状・徴候などからトラブルの早期発見に留意する.

● HPN 専用の注入ポンプを使用することにより，自動的に一定量を安定して注入することができ，流量や滴下の確認の負担を軽減することができる．そのしくみを**図1**に示す.

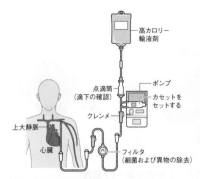

図1 ◆ HPN のしくみ

- 高カロリー輸液剤
- 点滴筒（滴下の確認）
- ポンプ
- カセットをセットする
- クレンメ
- 上大静脈
- 心臓
- フィルタ（細菌および異物の除去）

HPN の適応

- 経口摂取をしないほうがよい（食べると危険な）場合（クローン病や潰瘍性大腸炎など，腸管を休ませたほうがよい時期）.
- 経口摂取できない場合（消化器悪性腫瘍など，著しい通過障害がある場合や短腸症候群など）.
- 経口摂取が著しく少ない場合（悪性腫瘍の化学療法の副作用のため，悪心や嘔吐が著しく経口摂取ができないときに，一時的に栄養状態を維持・改善させる時期）.
- 長期の見通しで化学療法を行う場合.

腸管が十分な消化機能を有する場合，TPN に依存する期間が短期間（2 週間以内）な場合，予後不良で積極的な栄養確保を行っても治癒の見通しがない場合は，TPN を施行すべきではない.

HPN に用いるカテーテルの種類と管理

カテーテルの種類
〈体外式カテーテル〉

- カテーテルが外見上目立つ.
- 入浴時のカテーテルの保護や定期的なガーゼ交換が必要となる.

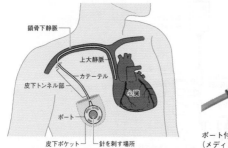
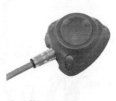

ポート付きカテーテル
（メディコン）

図2 ◆完全皮下埋め込み式カテーテル（CVポート）留置

- ●ブロビアックカテーテル，ヒックマンカテーテル
  などがある.

〈完全皮下埋め込み式カテーテル（CVポート）〉

- ●ポート（リザーバー）を皮下に埋め込んでしまう
  ので，穿刺針を抜いた状態では体外露出部がな
  く，一般の皮膚と変わらず**外見上目立ちにくい**.
- ●CVポートへの針の抜き刺しは，療養者自身で行
  うことも可能.
- ●ポート付きカテーテルを皮下（前胸部，上腕部，
  鼠径部など）に埋め込み，上大静脈などに留置す
  る（**図2**）.
- ●外見的にも優れている，感染や抜去の危険性が低
  い，などの点から，HPNでは完全皮下埋め込み
  式カテーテルが普及してきている.

完全皮下埋め込み式カテーテルの管理………
〈ポートへの穿刺時の手順と注意点〉

①ポート部を露出させて，ポート埋め込み部の皮膚
  に異常がないかを確認する.
②利き手でないほうの母指と示指でポートをしっか
  りと固定し，皮膚を伸展させる.

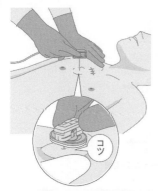

図3 ◆羽付きのポート用注射針（ヒューバー針）

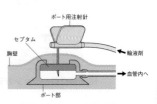

ポート用注射針
セプタム
胸壁
輸液剤
血管内へ
ポート部

図4 ◆CVポート断面図

ただし，強く固定しすぎるとポートとカテーテルの接続がはずれてしまうため注意する．

③ルゴール綿で消毒後，今度は利き手でヒューバー針の羽部を挟み持ち，ポートの中心に垂直に刺す（**図3**）．

※垂直に刺さないとセプタム（針を刺すシリコンゴムの部分）の破損につながる（**図4**）．

④針が底にあたる「コツッ」という感触を確認する．

⑤ヘパリン加生理食塩液の入ったシリンジで吸引し，必ず血液の逆流を確認してから点滴用ルートを接続し，輸液を開始する．

〈ポートからの抜針時の手順と注意点〉

①まず穿刺針から点滴ルートをはずし，ヘパリン加生理食塩液を注入する．

※グローションカテーテル（血液逆流防止弁付カテーテル，**図5**）の場合は，ヘパリンロックが不要である．ただし，薬剤注入後や7日以上処置がない場合には生理食塩液でのフラッシュ（洗浄）が必要である．

197

a. 閉鎖（静止状態）

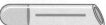

b. 注入（陽圧状態）：外側に開く

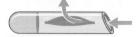

c. 吸引（陰圧状態）：内側に開く

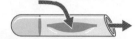

図5 ◆ グローションカテーテルの先端

ヒューバー針

①針のカバーとなる
部分をつまむ

②針を覆う

③そのまま廃棄する

（メディコン）

図6 ◆ 針刺し防止機能付きのポート用注射針（ヒューバー針）の抜針手順

②利き手ではないほうの母指と示指でポートをしっかりと固定し，利き手でヒューバー針をつまみ，垂直に引き上げて抜針する．

③針刺し防止機能付きのポート用注射針（ヒューバー針）では，羽部で針を挟み込み（**図6**），そのまま廃棄ボックスに入れる．

④皮膚上の抜針部をアルコール綿で消毒し，絆創膏を貼付する．

HPN の主な合併症

● HPN の主な合併症として，代謝性合併症と，カテーテル合併症がある．

代謝性合併症······················

● 高浸透圧かつ大量の栄養素が静脈内に直接投与さ

れるために生じる合併症である.

● 胆石症, 胆囊炎, 脂肪肝, 血糖異常 (高血糖, 低血糖), 電解質異常, 必須脂肪酸欠乏, 微量元素欠乏などがある.

カテーテル合併症

● 刺入部の感染, カテーテル感染症, 事故抜去, 閉塞, 破損などに起因する合併症である.

〈カテーテルの閉塞〉

● 閉塞の原因としては, 生理食塩水でのフラッシュ・ロックが不十分, 血液逆流の放置, 脂肪乳加剤の凝固などがある.

● ロック後穿刺針を抜く場合, シリンジに 1mL ほど生理食塩水を残した状態で抜くことにより, 微量の血液逆流を防ぐことができる.

● また, 脂肪乳化剤を注入後は, 必ず決められた量の生理食塩液でフラッシュする.

● 閉塞時, 一般的には, ヘパリン加生理食塩液でフラッシュ (抵抗がある場合は, 無理に注入しないこと) する. この方法で改善がない場合は, 医療機関での対応が必要になる.

〈カテーテルの損傷, 断裂〉

● 輸液剤の皮下漏出による穿刺部位の腫脹, 冷感がみられる. 原因の 1 つとして「**カテーテルピンチオフ**」がある.

● カテーテルピンチオフ:胸骨寄りから挿入されたカテーテルが鎖骨と第一肋骨のあいだに挟まれることにより生じるカテーテルの閉塞および切断. 輸液の注入に時間がかかったり, 体位を変えなければ点滴が落ちない場合は, カテーテルピンチオフを疑う.

〈局所感染および皮下膿腫〉
● 腫脹, 疼痛, 発赤, 発熱がみられる.

感染管理

● 療養者や家族が 24 時間いつでも電話連絡ができるよう, 主治医・訪問看護師・輸液ポンプレンタル業者・調剤薬局などの緊急時連絡先を**わかりやすく一覧表**として整備し, 活用できるよう支援することも大切である.

● 薬液の準備, ポートへの穿刺・抜針などの施行前後には, 必ず手洗いを励行する.

● 薬物や必要物品は床やテーブルに直接置かずに, お盆などをアルコール綿で拭いた上に置いて清潔区域を確保する.

HPN と外出

● 療養者の状態や輸液剤の投与方法 (持続投与または間欠投与) にもより, カテーテルをはずして入浴や外出することも可能である.

● 完全皮下埋め込み式カテーテルの場合は, ドレッシング材などで挿入部を覆わずに入浴も可能である.

● 輸液注入後は, 療養者の状態に応じて外出を勧めるとよい

◆引用・参考文献
1) 濱口恵子ほか編:がん患者の在宅療養サポートブック 退院指導や訪問看護に役立つケアのポイント. p.158〜164, 日本看護協会出版会, 2007.
2) 東口髙志編:改訂版 NST 完全ガイド——経腸栄養・静脈栄養の基礎と実践. p.436〜438, 照林社, 2009.
3) 押川眞喜子監:写真でわかる訪問看護 訪問看護の世界を写真で学ぶ!. p.64〜75, インターメディカ, 2007.

経管栄養から経口摂取への移行

目的

* 嚥下機能を評価するためのポイントを理解したうえで, 療養者の経口摂取再開の可能性を検討する.
* 食事姿勢における坐位とリクライニング位によるメリットとデメリットを理解する.
* 主治医やケアマネジャーなど療養者にかかわる専門家・機関と連携をはかり, 協力が得られる体制づくりを行い, リスク管理をしていく.

在宅での経口摂取再開の概要

● 療養者は経口摂取が可能かどうかは在宅か入院 (入所) かの分かれ目ともなる. 認知症や摂食・嚥下障害をもつ人の療養生活は「食べること」が中心となる.

● 在宅での経口摂取の再開には, 療養者の嚥下機能を評価し, 適切な食事形態や摂食姿勢, 代償的嚥下法を提供するとともに, リスク管理のための支援体制を整えることが必要である.

在宅で経口摂取を再開するための条件

● 訪問看護師は, 食べたい意向を確認し, 嚥下機能を評価するためのポイントを理解したうえで, 療養者の経口摂取再開の可能性を検討する. そのうえで, ゼリーなど嚥下しやすい食品を選び, 誤嚥をしにくい姿勢を整えて療養者の経口摂取再開を試みる.

● 誤嚥などのリスクを管理するため, 介護者への指導や医療機関との連携などの体制づくりが重要である.

再開条件

- 療養者の体調の安定と嚥下機能や口腔機能が保たれている.
- 介護能力がある.
- 主治医や他職種と連携がとれる.
- 経口摂取の再開を安全にすすめるために, ポジショニングなど摂食条件を設定することができる.
- リスク管理ができる　など

再開条件の観察

療養者の体調

〈全身状態〉

- 発熱がなく, 呼吸状態など全身状態が安定している.
- 極端な低栄養や脱水がなく, 経管から栄養や水分が確保されている.

〈覚醒, 認知〉

- 日中は覚醒できており, 生活のリズムが安定している.
- 口に食物を近づける, または口唇を触れると開口できる（食物を認知できる）.

〈姿勢保持〉

- リクライニング位や頸部屈曲位といった食べるための姿勢が保持できる.

〈口腔内〉

- 著しい汚染がない, 舌苔が少ない, 唾液の貯留がない, 痰が付着していないなど, 口腔内の衛生状態が保たれている.
- 食物を口腔内に取り込み, 口からこぼさないために必要な口唇閉鎖ができる.
- 口に入れた食物が, 嚥下反射の起こる前に咽頭に

流れないように口腔保持することや，食物を咽頭に送り込むため，前後や上下に舌の動きがある.

●「ア」と発声時，軟口蓋の挙上がみられる（嚥下には軟口蓋が挙上し，咽頭後壁と接触し，鼻腔と咽頭のあいだを閉鎖できることが必要である）.

〈咳嗽力〉

●誤嚥物を喀出できるような，しっかりとした咳ができる.

●痰を吸引することが少ない.

〈唾液の嚥下状況〉

●口腔ケアによる刺激で出た唾液を嚥下できる.

●会話のなかで唾液を嚥下する様子が確認できる.

●唾液の嚥下でむせや湿性嗄声[*1]の出現がない.

●頸部聴診[*2]（図1）をしたとき，湿性音や液体の振動音がない.

＊1 湿性嗄声：声帯あるいは喉頭前庭や喉頭口周囲に，唾液，分泌物，嚥下物が付着したり貯留したときに声質の変化が起きる.

＊2 頸部聴診：喉頭挙上運動を妨げないように喉頭の側方に聴診器を当てて，呼吸音および嚥下音を聴診する方法.

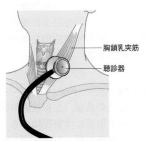

胸鎖乳突筋を避けて気管外側上に聴診器を当てる

図1 ◆頸部聴診

〈会話や発声状況〉

● 湿性嗄声がない.
● 発声に不明瞭さがあると嚥下機能が不十分なことが考えられる
口唇音：パ行が不明瞭なら口唇閉鎖が不十分.
舌尖音：タ行が不明瞭なら舌による食塊の送り込みが不十分.
奥舌音：カ行が不明瞭なら奥舌の挙上が不十分.

介護能力の確認

● 誤嚥などのリスクを管理するため，介護者への指導や医療機関との連携などの体制づくりが重要である.
● これまでの経管栄養などの介護に加えて，継続して口腔ケアが可能か，経口摂取の準備や介助が介護負担にならないか，さらには経済的負担も含めて考える.
● 訪問看護師の訪問時間・回数は限られていることから，異常を早期発見するために，介護者に対して，①発熱の有無，②咳嗽や痰の出現など呼吸状態の変化，③いつもと様子が違うところがないかなどを観察できるように説明する.
● 何か様子がおかしいといった些細な変化や，発熱や痰がらみなどの誤嚥性肺炎の徴候を発見するなど，介護者に，**観察や対応のための判断できる力**があるかも検討する.

主治医の了解

● 療養者や介護者の希望，全身状態や嚥下機能，介護能力などを主治医に情報提供する.
● 主治医に情報提供を行ったうえで，経口摂取再開の可能性について相談する.
● 主治医と話し合って安全な方法を検討し，療養者や介護者へ誤嚥性肺炎や窒息のリスクについて説

明する.

他職種や医療機関との連携……………………

● 口腔ケアの実施の継続や異常を早期発見できるように，ケアマネジャーや，デイサービス・ショートステイなどを実施する他の関係する機関との連携をとる.

● 在宅で経口摂取を開始するときは，嚥下障害に対して専門的に評価・指導・訓練が可能な医療機関との連携をはかることが望ましい.

● 主治医やケアマネジャーと相談し，以下の点について調査する.

①近くに検査が可能な医療機関があるか

②外来または短期入院で評価や訓練が可能か

③訪問診療を行う耳鼻咽喉科や歯科の開業医がいるか

④言語聴覚士の訪問リハビリテーションがあるか

● 嚥下障害の評価法には，反復唾液嚥下テスト，改訂水飲みテスト，フードテストなどのスクリーニングテストや，嚥下造影検査，嚥下内視鏡検査などがある（**表2**）．在宅療養者に対して，嚥下障害の評価や訓練が可能な医療機関や訪問リハビリテーションは少ない現状がある.

◆連携先の名称・役割・連絡先について記載

表 2 ◆嚥下障害の評価法

評価法	概要
反復唾液嚥下テスト (RSST: repetitive saliva swallowing test)	嚥下機能のなかで,とくに随意的な嚥下の繰り返し能力をみるテスト.口腔内を湿らせたのち,30秒間で何回嚥下できるかを測定する.30秒で3回以上が正常.
改訂水飲みテスト (MWST: modified water swallowing test)	水をコップから飲んでもらい,その様子を観察する.重症患者に30mLの水飲みテストは危険性が高いため,安全性を考慮して3mLに減らした改訂版.
フードテスト (FT, food test)	嚥下の口腔相の動きである食塊形成と咽頭への送り込みの機能を,テストフードの残留部位と残留量により評価する.
嚥下造影検査 (VF: videofluorography)	造影剤(硫酸バリウムなど)を含む液体あるいは半固形・固形(食物)を食べてもらい,口への取り込みから嚥下の終了までの過程を,口腔,咽頭,喉頭,食道の範囲について,X線透視でみられる動態によって観察・評価する.
嚥下内視鏡検査 (VE: videoendoscopy)	声門閉鎖機能,唾液や分泌物,嚥下物の咽頭残留などを,鼻咽腔喉頭ファイバーによって直視下に観察,評価する方法である.ベッドサイドで実際の食事を使用し検査できる.

ポジショニングなど摂食条件の設定・・・・・・・・・

● 経口摂取の再開を安全にすすめるためのポジショニングなど**摂食条件の設定**をする.

● 食事姿勢,食形態,一口量,スプーンの選定,食べさせ方を検討する.

● ポジショニングは30°リクライニング位,頸部屈曲位にし,誤嚥の防止をする.食事姿勢における坐位とリクライニング位によるメリットとデメリットを**表3**に示す.

● 理学療法士らと協力しながら頸部の可動域訓練やポジショニングを検討し,食事が終了するまで安楽な姿勢が保てるように調整する(**図2**).

● 摂食の開始時は,密度が均一で適当な粘度があり,咽頭を通過するときに変形しやすく粘膜に付着しにくい食品であるゼラチンゼリーや嚥下訓練

表3 ◆坐位とリクライニング位のメリットとデメリット

	坐位	リクライニング位
メリット	・自力摂取しやすい ・舌骨・喉頭がスムーズに動く ・視覚情報が容易，食膳が見渡せるため食欲がわく	・舌で食物を咽頭に送り込むことが困難な場合でも重力で咽頭へ送ることができる． ・この姿勢は気管が上方，食道が下方に位置するために重力の影響により食物は咽頭の後壁側を通り，嚥下反射惹起が遅い場合でも，一口量を少なく調整すれば気管に入りにくい．
デメリット	・食物が気道に入りやすい ・体幹が不安定になりやすいため，安定した頭頸部屈曲位を維持しにくい	・自力摂取が困難 ・自身で食事は目視できない ・頸部が後屈しやすい

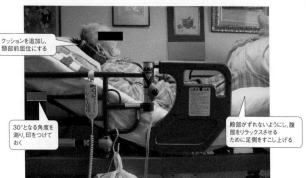

クッションを追加し，頸部前屈位にする

30°となる角度を測り，印をつけておく

殿部がずれないようにし，腹部をリラックスさせるために足側をすこし上げる

図2 ◆ポジショニングの方法

用ゼリーを選択する．
● 食べさせ方は，舌中央にゼリーがのるように，スプーンは口の正面から入れる．口唇が閉じて取り込むことを確認してからスプーンを抜く．

リスク管理

● 療養者が安全に経口摂取を行う生活が送れると確証が持てるまで，訪問看護サービス時，または医

師の訪問診療時に限定して経口摂取を行うほうが
よい.

● 経口摂取をすすめるなかで, 呼吸状態の変化など
異常を感じたときはすみやかに中止し, 体位ドレ
ナージなど呼吸理学療法や吸引を実施したうえで
主治医に報告する.

● 発熱や喀痰量が増加しているあいだは経口摂取を
中止するが, 口腔ケアや**間接訓練**[*3] を継続して
摂食・嚥下機能の維持・向上をはかり, 経口摂取
再開の機会を検討する.

*3 間接訓練:食物を用いずに嚥下機能の改善をはかる訓
練. 口唇・頬・舌の運動や冷圧刺激法, 咳嗽練習などが含
まれる.

◆引用・参考文献
1) 向井美惠監:摂食・嚥下リハビリテーション 第2版.
医歯薬出版, 2007.
2) 向井美惠, 鎌倉やよい編:摂食・嚥下障害の理解とケア.
Nursing Mook 20, 学習研究社, 2003.
3) 鎌倉やよい編:嚥下障害ナーシング──フィジカルアセ
スメントから嚥下訓練へ. 医学書院, 2000.
4) 岡田澄子, 才藤栄一:安全な摂食・嚥下のための体位に
関するエビデンス. 鎌倉やよい編:摂食・嚥下が困難な
人へ看護はどう貢献できるか. EB Nursing, 6 (3):64
〜70, 2006.
5) 鎌倉やよい, 向井美惠編:訪問看護における摂食・嚥下
リハビリテーション──退院から在宅まで. 医歯薬出版,
2007.
6) 浅田美江編:摂食・嚥下障害患者の"食べたい"を支える
看護. 臨牀看護, 35 (4):433 〜 564, 2009.
7) 舘村 卓:臨床の口腔生理学に基づく摂食・嚥下障害の
キュアとケア. 医歯薬出版, 2009.

Memo

....

....

....

脱水時のケア

目的

* 脱水は，水分が不足している場合とナトリウム（Na）が
不足している場合により分類され，高張性脱水，低張性
脱水，等張性脱水があることを理解する.

* 高齢者は脱水を起こしやすいため，介護者が予防に努め
ることが重要である.

脱水の概要

● 脱水とは，体液量が減少した状態をいう. **摂取水
分と排泄される水分のバランスがくずれた状態**が
長く続くと，体液量は減少して脱水になる.

● 一般的に成人の体重約60％が水分である. 加齢
により人間の体重における水分量の比率は徐々に
減少し，高齢者では約10％減り，約50％とさ
れる. 身体の中の水分量が少なくなるため，若い
頃より脱水症になりやすい.

● 水分摂取は経口的な飲水のみでなく，食物や代謝
によるものもある. 排泄は尿のみでなく，**不感蒸
泄**や便からもある. 水分摂取量と排泄量のバラン
スが保たれている必要がある（**表1**）.

表1 ◆身体の水分出納 (mL)

摂取量（イン）		排泄量（アウト）	
飲水量	：1,000	肺(不感蒸泄)	： 400
食物	：1,200	皮膚(不感蒸泄)：	400
代謝水	： 300	尿	：1,500
		便	： 200
総摂取量	：2,500	総排泄量	：2,500

表2 ◆脱水のタイプによる臨床症状と検査結果

症状	高張性脱水	低張性脱水	等張性脱水	検査結果	高張性脱水	低張性脱水	等張性脱水
皮膚ツルゴール	↓	↓	↓	細胞内液量	→～↓	↓	↓
口腔粘膜の乾燥	+	+	+	細胞外液量	↓	↑	→
頻脈	−	+	+	血清Na	↑	↓	→
起立性低血圧	−	+	+	血漿浸透圧	↑	↓	→
口渇	+	−	−	血漿タンパク	↑	↑	↑
頭痛	±	+	−	ヘマトクリット	→*	↑	↑
悪心・嘔吐	−	+	−	尿量	↓	不変～↓	↓
痙攣	−	+	−				

*これは，高浸透圧により赤血球が縮小して濃縮による影響を打ち消すためである

文献2)を参考に作成

脱水の分類

● 脱水は，水分とナトリウムのどちらが多く失われたかによって分類される（**表2**）.

高張性脱水（水欠乏性脱水）・・・・・・・・・・・・・・・

● 汗をたくさんかいて口渇を激しく感じるのが特徴の脱水で，ナトリウムより水分の方がより多く失われ，体液が濃くなっている状態.

● 高齢者と小児は高張性脱水が多い.

〈主な原因〉

● 発汗，不感蒸泄の増加：過呼吸，発熱，気管切開など

● 中枢障害：脳腫瘍，肉芽腫性疾患などによる視床下部の渇中枢の障害など

● 飲水行動の障害：意識障害，嚥下障害，強度の衰弱，神経系・運動系の障害など

● 尿崩症，腎不全の利尿期

● 高血糖

● 不適切な輸液

● 自己判断による制限：疾患の食事療法やダイエットなど

低張性脱水 (ナトリウム欠乏性脱水)............

● 汗をたくさんかいているのに水・お茶などのナトリウムがあまり含まれない飲み物を大量に飲んだときに起こる脱水で，**水分よりもナトリウムが多く失われている状態**.

〈主な原因〉
● 体内でのナトリウム貯留：イレウス，腹膜炎
● ナトリウム喪失性疾患：腎障害，糖尿病性アシドーシス，アジソン病
● 利尿薬過剰投与
● 消化液の喪失：大量の嘔吐や下痢，ドレナージ
● 皮膚，粘膜からの喪失：大量の発汗，熱傷・創傷からの滲出液の喪失
● 不適切な輸液

等張性脱水............

● 嘔吐・下痢などにより体液が一気に失われたときに起こる脱水で，**水分と電解質が同等の割合で失われている状態**.

〈主な原因〉
嘔吐・下痢，出血，熱傷などでの大量で急速な細胞外液の喪失など

脱水時の主な症状............

● 療養者として多い高齢者では，口渇を訴えなくても脱水になっていることがある．口渇が出現しないタイプの脱水もあることを理解している介護者による日常的な観察が大切である．
● 脱水時にみられる主な症状を**表3**に示す．
● 腋窩の乾燥は簡便に観察ができ，脱水を早期に発見する．

表3 ◆ 脱水時の主な症状

皮膚・粘膜	・皮膚ツルゴール（緊張）の低下 ・口腔粘膜の乾燥 ・腋窩の乾燥・湿潤度の低下 ・毛細血管の再充血時間の延長
循環動態	・末梢血管が収縮し，脈拍が増加する ・起立性低血圧
体重減少	・高張性脱水の場合は，水分量にして1,000mL（1kg）程度の喪失で軽度の脱水と判断される
尿量・性状	・尿量は減少し，性状は褐色の濃縮尿となる

脱水予防を促すかかわり方

- 自立した飲水ができない場合は，定期的に飲水を促す．
- 在宅では，**介護者の食生活や飲水パターンが療養者の水分摂取に大きく影響する**（たとえば，介護者が高齢で口渇を感じにくい場合には，介護者自身があまり水分を摂取しないため，療養者にも水分を摂取させない）．介護者自身の健康管理の観点からも，脱水を予防でき日常生活が送れるよう支援していく必要がある．
- 療養者が1人でも飲める環境を整備する．持ちやすいコップ，ストロー付きの水筒などを常時サイドテーブルなど，手の届く場所においておくなどすると良い．
- 1日に必要な水分量を説明する際には，「1日に1,000mL」というような表現ではなく，「1日にコップ5杯」のように，具体的にわかりやすく伝えることが大切である．

脱水への対処

- 脱水が生じた原因・誘因の有無を確認し，原因や誘因がある場合には，いつごろからか，どのくらい持続しているかを確認する．
- 自覚・他覚症状の把握をする．脱水の分類（高張性，低張性，等張性），脱水の程度を観察する（重

症度，**表4**）

● 不足している水分は，**基本的に飲水で補う**．少量
ずつ頻繁に摂取する．

● 高張性脱水の場合は，水分と一緒に塩分の補給も
考慮する（重湯に少量の塩分を混ぜたものや，味
噌汁の上澄みなど）．または，経口補水液の活用
を検討する．

● 低張性脱水の場合，水分を多量に摂取しすぎると
症状悪化につながるため注意する．

● 下痢や嘔吐が続く場合は**カリウム（K）が喪失す
る**ため，果物や野菜ジュースなどを摂取する．経
口摂取が不可能な場合は，医師の指示のもと輸液
を行う（**表5**）．
尿量が減少している場合は尿路感染を起こしやす
いため，陰部の清潔保持に注意する．

● 口渇がある場合は，唾液の減少により自浄作用が
低下し感染を起こしやすいため，口腔内の清潔保
持に注意する．

表4 ◆ 脱水による症状の変化と重症度

重症度	高張性脱水	低張性脱水
軽度	体重の約2%の減少 水分量にして1L程度の喪失 口渇，乏尿，衰弱がみられる	体重1kg当たりの塩分0.5g の喪失 だるさ，めまい，食欲不振， 頭痛がみられる
中等度	体重の約6%の減少 水分量にして3〜4L程度の 喪失 口渇，乏尿，衰弱がみられる	体重1kg当たり塩分0.5〜 0.7gの喪失 吐き気，嘔吐，起立性の失 神がみられる
高度	体重の7〜14%の減少 水分量にして4L以上の喪失 精神機能の抑制，脱水，発熱 がみられ，死亡に至る	体重1kg当たり塩分0.7g以 上の喪失 無欲状態，昏睡，錯覚，幻覚， 末梢循環不全による死亡

文献5)を参考に作成

表5 ◆ 脱水時の輸液

高張性脱水	5%ブドウ糖液で細胞内外ともに補うために低張液を投与する
低張性脱水	細胞外液を補充するため、生理食塩液または乳酸加リンゲル液などの等張液を投与する
等張性脱水	生理食塩液か乳酸加リンゲル液などの等張液を投与する

···Column···

経口補水療法と経口補水液

軽度〜中等度の脱水には、経口補水療法が推奨されている。

これは糖分（ブドウ糖1.0〜2.5%）と塩分を含んだ飲料水（市販品では「オーエスワン®」）を経口にて摂取する方法である。嘔吐がある場合や乳幼児の場合は、スプーンなどで少量ずつ飲水させる。

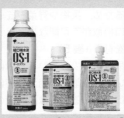

オーエスワン®　　オーエスワン®
　　　　　　　　　ゼリー
（大塚製薬工場）

◆引用・参考文献
1) 濱口恵子ほか編：がん患者の在宅療養サポートブック——退院指導や訪問看護に役立つケアのポイント．p.99〜104，日本看護協会出版会，2007．
2) 角田直枝：図でわかるエビデンスに基づく点滴の安全管理と看護ケア．p.80〜84，104〜106，中央法規出版，2005．
3) 日野原重明：見直すべき基礎看護の知識と技．Nursing Today，22（5）：10〜14，2007．
4) 小西美智子：地域ケア・在宅ケアの論点12——夏期に危ない高齢者の脱水を予防する．コミュニティケア，6（8）：60〜63，2004．
5) 山門實編：JJNブックス ナースのための水・電解質・輸液の知識，第2版．p.21，医学書院，2004．

Memo

呼吸アセスメント
呼吸管理

目的

* フィジカルアセスメントの意義を理解する.
* フィジカルイグザミネーションのポイントを理解する.
* 異常呼吸音の性質は異常の原因や部位を反映していることを理解する.

フィジカルアセスメントの概要

● 呼吸に関するアセスメントの基礎は, フィジカルアセスメントである.

● フィジカルアセスメントとは, 患者が訴える症状や徴候をきっかけとして, それに看護師の五感から得た情報を加えて, 患者の身体にどのようなことが起きているのかを判断していく過程全体である.

● そのため, 数多くの疾患について, 症状や観察項目を基礎知識として知っておかなくてはならない. そのうえで, 患者が訴える症状を十分聞き出すコミュニケーション能力と, 身体に起こっている徴候を的確に把握するフィジカルイグザミネーションの2つのスキルが必要である.

● この2つから得られた情報を分析し, 統合して, 結論に導く, 判断 (思考過程) が必要となる.

● 在宅看護における呼吸管理 (呼吸ケア) では, 療養者の健康を訪問看護師がこまかく観察し, 症状を的確にアセスメントすることが求められる.

フィジカルイグザミネーション

● フィジカルイグザミネーションには, 問診, 視診, 触診, 聴診, 打診の5つが挙げられる (表1).

表1 ◆フィジカルイグザミネーションのポイント

問診	・症状の出現からの経過，現在の症状の部位や程度，姿勢・食事・内服などによる増減，その他の気になる症状などを，会話によって尋ねる ・うなずく，触れるなどの行動で，療養者の訴えを理解していることを表していく
視診	・症状に関する部位，表情，姿勢などを目で見て，情報を得る ・呼吸パターンの観察ポイントを**図1**に示す
触診	・身体の部位を触って，温度，凹凸，湿潤，痛みなどの情報を得る
打診	・身体を叩くことによって得られた反響音で情報を得る ・臓器の位置や体液貯留，気胸，無気肺などの判別ができる ・打診時の観察ポイントを**図2**に，部位と順序を**図3**に示す
聴診	・聴覚を使って，聞こえる音から情報を得る ・聴診器を使って，呼吸音や腸蠕動音の確認，判別に用いることが多い ・聴診箇所を**図4**に，その観察ポイントを**図5**に示す

呼吸アセスメント

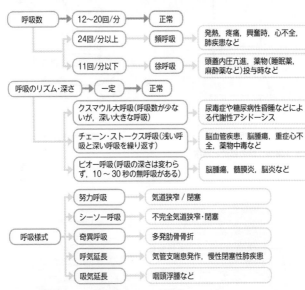

図1 ◆呼吸パターンの観察ポイント（視診）

217

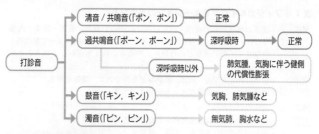

図2 ◆ 打診時の観察ポイント

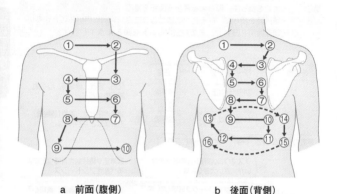

a 前面(腹側)　　　b 後面(背側)

図3 ◆ 胸部打診の部位と順序

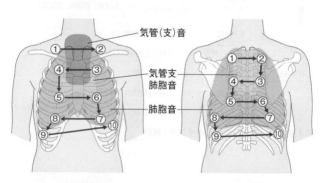

a 前面(腹側)　　　b 後面(背側)

図4 ◆ 聴診箇所と正常呼吸音聴取部位

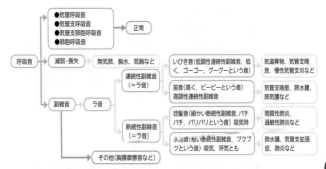

図5 ◆ 聴診時の観察ポイント

表2 ◆ 打診音の分類

分類	音質	内部状態	臓器
濁音	ほとんど響かない詰まった音	水分や組織で詰まっている	肝臓
鼓音（過共鳴音）	ぽこぽこといった音	空洞（外側が硬い構造）でやわらかい袋状	腸管・胃
共鳴音	よく響く音	空洞	肺

表3 ◆ 呼吸音の特徴（正常呼吸音）

音	吸気と呼気の長さ	音調	強度	正常存在部位	異常存在部位
気管（支）音	吸気＜呼気 1：2	高調	大きい	気管直上とその周囲	肺野
気管支肺胞音	吸気＝呼気 1：1	中音調	中程度	前胸部：第2，第3肋間の左右の胸骨縁 背部：第1～第4肋間の正中から肩甲骨内側縁にかけて	肺野末梢
肺胞音	吸気＞呼気 2.5：1	低調	軟らか	肺野末梢	該当なし

呼吸音聴取

呼吸音の聴き方のポイント･･････････････････

- 呼吸音はとても小さいため，ラジオやテレビの音量を小さくしてもらうなど療養者・家族の協力を得る．
- 呼吸音は全体的に高い音域のため，聴診器は膜型

が適している.

- 同時に複数箇所の音を聴くことはできない. 音の記憶はすぐに消えてしまうため, 左右交互に聴いて比較していく.
- 正常か異常かの判断は吸気・呼気の両方を評価して, はじめて可能となる. 1カ所で1呼吸以上聴取する.
- 大きめの呼吸をしてもらう：療養者に口を大きく開けて, 大きな呼吸を繰り返してもらう.
- 吸気と呼気の長さを比較する. 音の有無だけでなくその正常呼吸音も聴く (**表3**).
- 聴取部位と呼吸音に矛盾がないかどうか確認する. いつもの音と違うかどうか確認する.

打診のポイント

- 前胸部は鎖骨上部から, 背部は肩甲骨線上から, 肋骨間を左右差がないか確認しながら打診.
- 打診によって心臓域・肝臓で濁音, 胃では鼓音, 肺野では共鳴音に変化する.
- 背部の骨以外の部位で濁音または無共鳴な打診音が聞かれた場合, 胸水, 肺の硬化, 無気肺が疑われる.

情報提供

- 正確な情報共有のためには, 誤解のない表現を用いることを心がける.
- 在宅看護にかかわっている家族や関係者との情報の共有化のためにも, 正しい表現をマスターする.
- 療養者が「息苦しい」と訴えた場合, 「いつからか」「どの程度か」「ほかに具合の悪いところはないか」を知るために, 日常の言葉でわかりやすく質問することが大切である.
- アセスメント情報を医師や関係者に伝えるとき

は，異常の有無，部位・場所，程度など正確な用語を使い，思い込みや誤解をまねきやすい表現は避ける.

緊急時のアセスメントポイント……………

● 在宅看護では病院と異なり，療養者（患者）は 24 時間医療職の管理下にはない．そのため，緊急時には本人や家族，または介護ヘルパーや地域の人から訪問看護師に緊急の電話が入ることが多い.

● たとえば，息苦しさの原因は呼吸器系の問題ばかりとはかぎらず，循環器系に原因がある可能性もある.

● 呼吸器系も循環器系も重要な器官であり，命にかかわる疾患のサインと考え，しっかりアセスメントする（表4）.

表4 ◆ 緊急時のアセスメントポイント

息苦しさの 発症と経過	・突然に起きた ⇒ 気胸，肺梗塞，心筋梗塞，誤嚥などの可能性あり ・急速に進行 ⇒ 喘息発作など ・ゆるやかに進行⇒ 肺炎，慢性心不全，貧血など
息苦しさの 持続時間	・増悪している ⇒ 緊張性気胸などの可能性あり ・動くと再発 ⇒ 労作性狭心症の疑いあり
息苦しさの 程度	・主観的：10段階で表現（10：堪え難い苦しさ〜0：苦しくない） ・客観的：いつもの日常生活が ⇒ できる / 一部できる / できない
随伴症状	・動悸とめまい：貧血や頻脈など ・胸痛：狭心症，心筋梗塞，肺梗塞の可能性をチェック ・発熱：肺炎などの可能性あり

表5 ◆ 呼吸に関する重要なフィジカルアセスメント

気管支音と左右の肺胞 音の聴取	胸骨左右で気管支音，胸部前面で上葉・中葉，背面で下葉 の肺胞音を聴取する
呼吸音と副雑音の選別	正常な呼吸音か，副雑音が聞こえる場合は副雑音の種類， 患者にとって日常的に起こっていることかを判断する
呼吸音とほかの症状・ 徴候からの判断	呼吸数，体温，血圧などのバイタルサイン，呼吸パターン， 末梢動脈血酸素飽和度，排痰や咳嗽の有無，呼吸困難の有 無，などから，肺炎の可能性を判断する

〈呼吸器 (表5)〉

● 在宅療養者で最も多い疾患のひとつが肺炎である. 肺炎は高齢者では死因の上位に入っており, 生命予後に密接な問題である. そのため, 早期に徴候を発見することが求められる.

● フィジカルアセスメントで, 肺炎という診断を確定することはできないが, 確定診断につながる早期受診を導くためには, 看護師の判断が非常に重要となる.

〈循環器 (表6)〉

● 心疾患を有する患者のみならず, 高齢者では心機能の低下がみられることが多い.

● 気候や日常生活の変化でも, 脱水や熱中症など循環状態に異常をきたすことが少なくない.

表6 ◆ 循環に関する重要なフィジカルアセスメント

血圧, 脈拍, 呼吸数, 末梢動脈酸素飽和度の測定	心不全による心拍出量の低下や, 肺うっ血などによる呼吸の変化の有無を判断する
呼吸困難, 浮腫, 意識障害などの随伴症状の確認	心不全に関連する症状の有無や程度を確認する
日常の健康状態との比較を加えての判断	体重増加, 身体活動の減少, 不眠, 食事摂取量の低下など, 心不全の症状に伴いやすい生活の変化について情報を収集する

◆引用・参考文献
1) 山内豊明:フィジカルアセスメントガイドブック――目と手と耳でここまでわかる. p.48 ~ 77, 医学書院, 2008.
2) 山勢博彰編:やりなおしのフィジカルアセスメント――パッと見てさっとわかる:イラスト&チャートで理解!. smart nurse, 秋季増刊号:34 ~ 39, 2008.
3) 日本訪問看護振興財団企画・監:現場で使えるフィジカルアセスメント. 杏林製薬, 2009.
4) 玉木彰編:DVDで学ぶ呼吸理学療法テクニック. 南江堂. 2008.

···Column···

副雑音の種類と特徴：在宅療養と呼吸音

　異常な呼吸音を副雑音というが，これは通常の呼吸音に異常音が加わったものである．副雑音は断続性か連続性かに分かれ，下記のように分類されている．

　異常呼吸音の性質は異常の原因や部位を反映している．どこで聴こえる呼吸音で，どのような音なのか，そしてそれらはどのような原因が考えられるか，正確にアセスメントし，主治医に報告することが必要である．

　寝たきりの療養者の場合，重力により痰は下葉に貯留しやすく，とくに仰臥位で心臓の裏側に位置する左下葉は，無気肺や肺炎が発症しやすい状況にある．そのため聴診時は背部の聴診は念入りに行う．

表7 ◆副雑音の種類と特徴，考えられる疾患や状態

		特徴と推察される原因	
連続性副雑音	いびき音（ロンカイ）	気管や気管支に狭窄がある場合に生じる．「グー，グー」といった低い音．気道分泌物がある場合にみられる．	吸気 呼気
	笛音（ウィーズ）	肺胞に近い細い気管支に狭窄がある場合に生じる．「ピーピー」「クークー」といった高い音．喘息，慢性閉塞性肺疾患（COPD），気管支炎などにみられる．	
	喘鳴（ストライダー）	上気道の狭窄によって生じる．口笛のような高い音．笛音とは狭窄箇所で区別される．上気道異物，喉頭浮腫などにみられる．	
断続性副雑音	捻髪音（ファイン・クラックル）	呼気時に閉塞した細い気道が，吸気時にもう一度開通するときの音とされる．吸気相の後半で聴取される．「バリバリバリ」「プツプツプツ」といった破裂音．間質性肺炎などにみられる．	
	水泡音（コース・クラックル）	気道内の分泌物が呼吸によってはじける音とされる．吸気・呼気相ともに聴取される．「プツプツプツプツ（吸気），プツプツプツプツ（呼気），ブルブルブルブル（呼気）」といった捻髪音より低く，水っぽい長めの音．肺炎，気管支炎，心不全などにみられる．	
その他の副雑音	スクウォーク	短い笛音に似た音で，吸気のみに聴かれる．気管支拡張症，びまん性汎細気管支炎，肺線維症で認められる．	
	胸膜摩擦音	胸膜の炎症によって発生する．吸気，呼気いずれでも聴かれる．	

排痰・吸引

目的

* 排痰・吸引の基本は病院でも在宅療養でも変わりはない. 在宅で使用する吸引器についての知識と, 排痰・吸引の方法を理解する.
* 在宅での医療処置・ケアで感染予防策ができる手順をマスターする.
* 気管吸引を家族以外が行うことに際して, 看護師から介護職等への指導を行う.

排痰・吸引ケアの概要

● 吸引は病院においては医師, 看護師が行うが, 在宅においては家族や介護者が行う. 在宅療養者の呼吸状態の維持, 介護者の負担軽減のために, 理学療法士の指導を受けるなど, **病院とは異なる配慮が必要となる**.

● 在宅療養においても, 気管吸引の基本に変わりはない. 必要物品の保管や吸引の手技は**標準感染予防策 (スタンダードプリコーション)** で行う.

ケアのポイント

在宅における吸引器の選択………………………

● 在宅療養者の病態, 分泌物の程度に応じた在宅用の吸引器の準備を行う.

● 在宅用の吸引器を選択するポイントは下記である.
　①適切な吸引力であるか (中度, 重度, 最重度)
　②複数の電源を有するか
　③操作時の騒音
　④取り扱いの簡便さ

● 吸引器は電動式である. 外出, 停電を考慮すると, 外部電源だけでなく内部バッテリーでも駆動する

ような複数電源のものが望ましい.

● 在宅では小型卓上タイプの電動吸引器を準備する. 使用目的と使用頻度に応じて貸与（レンタル）・購入かを選択する. 訪問看護事業所によっては, 緊急用の吸引器を備えているところもある. それを一度貸出して必要性を見きわめてから購入するかの選択をしてもらってもよい.

● **身体障害者手帳が交付されている場合, 自治体によっては, 給付や貸与, 補助が受けられる場合がある.**

● 吸引器には吸入器も兼ねたものがある（**図1**）. 居室用（卓上用, **図2**）, 外出用（携帯用, **図3**）, 緊急時用にスペアと, 非常時用に手動式のものが必要である（**図4**）.

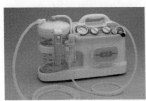

セパーⅡ（新鋭工業）

図1 ◆吸引機能と吸入機能をもつ吸引器

重度

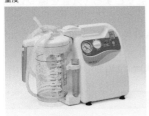

ミニックDC-Ⅱ（新鋭工業）

図2 ◆卓上吸引器

中度

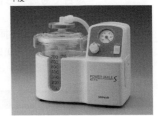

パワースマイルS KS-710（新鋭工業）

図3 ◆携帯用吸引器

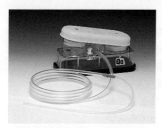

足踏式吸引器 QQ KFS-400（新鋭工業）

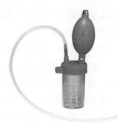

手動式吸引器 HA-210
（ブルークロス・エマージェンシー）

図4 ◆災害時に役立つ吸引器の例

表1 ◆口・鼻腔吸引カテーテルサイズと吸引圧の目安
（1mmHg ＝ 133.32Pa）

	カテーテルサイズ （Fr）	内径 （mm）	吸引圧 （mmHg）	吸引圧 （kPa）
新生児	5～7	1.5～2.5	90	12
乳幼児	7～10	2.5～3.5	100～200	13～26
学童	10～12	3.5～4.0	200～300	26～40
成人	12～14	4.0～	200～300	26～40

気管内吸引の目安

- 吸引時間：1回5秒程度で，最長でも10～15秒までとする（低酸素血症の予防）.
- 吸引回数：できるだけ1回とし，繰り返し行う場合でも2～3回までとする（気管を傷つけないため）.
- 吸引カテーテル挿入の長さ：成人で10～15cm（気管チューブから1～2cm程度出る長さ）.
- 吸引圧：200～300mmHg前後（**表1**）.

排痰の実際

排痰の方法

- 排痰の方法は，療養者の体調，呼吸状態に応じて選択する. 禁忌の疾患もあるので注意する（**表2**）.

表2 ◆ 排痰の方法

手技	方法	禁忌
タッピング	手を軽くまるめカップのように して胸部を叩く方法	肋骨骨折，脊椎骨折，胸部手 術創，不整脈，気管支喘息
スクイージング	圧迫法ともいう．呼気時に痰のあ る部位を圧迫して痰を押し出す	疼痛，骨粗鬆症，気胸
バイブレーション	振動法ともいう．呼気時にのみ胸 部をゆするなどの振動を加える	肋骨骨折，胸部手術創
ハッフィング	ゆっくりと息を吸い，声門と口を 開け，3〜4回に分けて「ハーッ， ハーッ」と息を吐く	持続携行式腹膜透析（CAPD）， 胸部・腹部手術創，咽頭痛

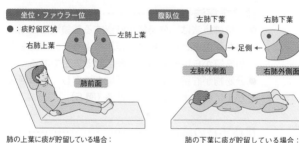

肺の上葉に痰が貯留している場合：
坐位（ファウラー位）
痰が貯留している肺の区域を高くし，重力を
利用して痰の喀出を容易にする

肺の下葉に痰が貯留している場合：
腹臥位

図5 ◆ 排痰体位（体位ドレナージ）の例

- 体位ドレナージと組み合わせると効果的である．
- 体位ドレナージ：体位により下側になる肺の部分 には痰が貯留しやすいため，体位の変換により， 排痰しやすいように工夫する（**図5**）．
- あらかじめ**理学療法士の訪問を計画**して，療養者 それぞれにあった排痰方法の指導をしてもらうと よい．
- 気管吸引の前に排痰しやすいように援助すること で，効果的な吸引が期待できる．

排痰・吸引

咳嗽と強制呼出の介助

- 気道から痰を喀出するためには，必ず咳が必要である．咳嗽力の低下した療養者には，前胸部を圧迫して咳を介助する．体位は前傾坐位が適しているが，ヘッドアップして両膝を立てた仰臥位でもよい．

- さらに，痰を出すための**ハッフィング**（**表2**）を行うと効果的である．その際，両上肢を用いて呼気に合わせて胸部を圧迫し，呼出を介助する．

体位排痰法

- 体位排痰法は，分泌物が貯留する肺領域を上側にした体位をとり，重力の作用によって分泌物を末梢気道から中枢気道に移動させる方法である．

- 分泌物が貯留している肺区域を決定し，その区域が上になるような体位をとる（**図5**）．

排痰手技の施行

- 近年では，体位排痰法に胸部を圧迫する**スクイージング手技を併用**して排痰を行っている．

- 排痰体位をとらせ，療養者の呼吸を妨げないよう呼吸パターンに合わせて，目的とする分泌物が貯留する部位の胸壁をゆっくりと圧迫する．

- 分泌物が中枢気道まで移動したら，咳嗽やハッフィングによって分泌物を呼出させる．自分で呼出できなければ，気管吸引により分泌物を除去する．吸引時に並行してスクイージングをすることで，排痰を効率よく行うことができる．

- スクイージングは痰を強く絞り出すように胸壁に圧迫を加える手技であるため，療養者に痛みや不快感を与えないように施行しなければならない．胸郭の運動方向を理解し，効果的で安楽なケアを実施するために，適切な技術を身につけることが必要である．

- スクイージング施行中はパルスオキシメータ（動脈血酸素飽和度，SpO_2）の変化，呼吸音の聴診，排痰の有無など，呼吸状態の観察と評価を行う．
- 水分補給と加湿：排痰の援助において日常的に気をつけることは，十分な水分補給と加湿である．

感染予防策

- 手洗い・手袋・マスク・ビニールエプロンなどの着用に関し標準予防策（スタンダードプリコーション）で行うことは，在宅においても感染予防の基本である（**図6**）．
- **単回使用を原則とする**．無理な場合でも，可能なかぎり短い時間で交換するよう心がける．
- 経済的理由（コスト面）から，繰り返し使用する場合は，そのつど消毒を行う．
- 保管する場合は，消毒液に浸漬して保管する方法と，洗浄後に乾燥させて保管する方法がある．
- 吸引カテーテル洗浄用の水は，気管吸引の場合は滅菌精製水を使用し，口腔吸引の場合は水道水を使用する．
- 浸漬用薬液は，一般的に選択される低レベルの消毒薬（0.1% 塩化ベンザルコニウム液や 0.1% クロルヘキシジン液）で，痰などの有機物が少しでも混入していると効果がなくなる．少なくとも 24 時間以内に交換する．

排痰・吸引

①吸引の準備

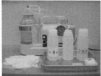

手袋とエプロンを常備する

②吸引時

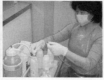

手袋とマスク，エプロンを装着する

③吸引カテーテルの洗浄

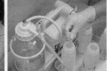

十分に水を吸引する

図6◆吸引時の標準感染予防策

- 口腔内は気道内分泌物の増加にともない不潔になりやすく，不潔な口腔は肺炎や上気道感染を起こす原因となる．療養者の状態や家族・介護者の状況に応じた口腔ケアの方法を指導する．

- 必要物品は，災害時や非常事態に備え，**1週間分は余裕をもって準備しておきたい．有効期限の確認を定期的に家族とともに行う．**
  必要物品：吸引器本体，吸引カテーテル，滅菌精製水，マスク，手袋，ビニールエプロンなど

···Column···

介護職員等の痰の吸引等に関する制度化までの経緯

2003年「ALS患者の在宅療養の支援について」

2004年「盲・聾・養護学校におけるたんの吸引等の取扱いについて」

2005年「在宅におけるALS以外の療養患者・障害者に対するたんの吸引の取扱いについて」

2010年「特別養護老人ホームにおけるたんの吸引等の取扱いについて」

これまで，実質的違法性阻却論に基づき，上記の痰の吸引が容認されてきた．近年の高齢化そして医療改革の進行で医療ニーズが高まっているが，医療を提供する者は減少しており，ニーズを満たすためには，医療関係職以外の職員による医行為の実施を容認せざるをえない．

↓

2012年4月1日から社会福祉士及び介護福祉士法の一部改正（介護職員等によるたんの吸引等の実施のための制度について）が施行された．改正の内容は，喀痰吸引・経管栄養という医行為の一部を，医療資格をもたなかった介護福祉士等が，認定特定行為業務従事者認定証を得て一定の要件の下に，たんの吸引等の行為を実施できるというものである．2012年度から，介護福祉士の養成課程の指定規則が改正され，この課程（喀痰吸引等の教育）を修了する2015年度年以降の国家試験を合格した者については，喀痰吸引等を実施できる．

緊急時の対応

- 痰による窒息が想定できる場合，できるだけ早く吸引を行うが，吸引圧が高すぎると粘膜にカテーテルが吸着し，損傷，出血のリスクが高くなるので注意する．
- 呼吸状態の悪い療養者の気管吸引は，短時間で効果的に行うことが重要である．
- 顔色，チアノーゼの有無，呼吸状態，意識レベルを観察する．
- 介護者や訪問介護職員（ヘルパー）に，酸素飽和度の上昇がない，呼吸状態が改善されないときは，ただちに訪問看護師や主治医に連絡し，指示を受けることを指導する．

排痰・吸引

◆引用・参考文献

1) 杉本正子，眞船祐子編：在宅看護論—実践をことばに 第5版．p.291〜292，ヌーヴェルヒロカワ，2008．
2) 道又元裕編著：人工呼吸ケア「なぜ・何」大百科，p.115〜122，225，照林社，2007．
3) 押川真喜子監：写真でわかる訪問看護—訪問看護の正解を写真で学ぶ！．p.94〜95，インターメディカ，2009．
4) NPO法人HAICS研究会，PICSプロジェクト編著：訪問看護師のための在宅感染予防テキスト—現場で役立つケア実践ナビ．p.119〜121，メディカ出版，2008．5) 川口有美子，小長谷百絵編著：在宅人工呼吸器ポケットマニュアル．p.61〜92，医歯薬出版，2009．
6) 全国訪問看護事業協会編：介護職員等による喀痰吸引・経管栄養研修テキスト．p.1〜2，64〜133，298〜299，中央法規出版，2012．
7) 山元恵子監：写真でわかる小児看護技術—小児看護に必要な臨床技術を中心に　改訂第2版．インターメディカ，2011．
8) 玉木彰編：DVDで学ぶ呼吸理学療法テクニック．南江堂．2008．

▌吸入

目的

* 吸入療法は，気道の乾燥を防ぐことによる気道粘膜の保護，酸素の供給，薬剤の投与が目的である．手術後の排痰目的でも用いられる．
* 在宅においては薬物の投与や気道を浸潤させることで，痰の喀出をはかる目的で用いられる場合が多い．

吸入療法の概要

● 気道粘膜を保護するために，気道を湿潤させ，気道内の線毛運動を促したり，また気管・気管支へ薬物を局所的に投与でき，**即効性も期待できる**．
● 適切な器材を選択し，噴霧・吸入する方法を療養者・家族・介護者に習熟してもらう．
● 消炎，去痰をはかる場合，または肺疾患治療の目的で肺胞に薬物を直接作用させる場合などに用いられる．
● 在宅における吸入療法は，薬物の投与や気道を浸潤させることによって，痰の喀出をはかる目的の場合が多い．

吸入器の選択

● ネブライザの種類により，水分・薬物の粒子の大きさが異なり，**気道内の主な到達部位が異なる**．
● 咽頭（20〜30μm）→気管（8〜10μm）→気管支（5〜8μm）→細気管支（3〜5μm）→肺胞（0.5〜3μm）と，粒子の大きさが小さくなるほど，気道の深部に到達する．
● 吸入器には，下記のような種類がある．

〈超音波式ネブライザ〉

● 超音波振動を与えることで，薬液を 1 〜 5μm の小さな粒子にし，細気管支から肺胞に到達させる（**図1**，**図2**）．ただし，粒子が小さすぎて呼出されてしまうことも多くみられる．

● 長時間にわたる吸入では，肺胞への過剰投与やバクテリアの吸入が生じることもみられる．

● 小さい粒子のため**加湿に適している**．

〈コンプレッサー式（ジェット）ネブライザ〉

● 加圧により，空気がジェット気流となり，薬物が**毛細管現象**によって吸い上げられる（**図3**）．

● 水分・薬物は 5μm 程度の粒子として，気道に吸入される（**図4**）．

● コンプレッサーに接続チューブで，吸入ボトル，マウスピース（吸入口）・吸入マスクをつなぎ使用する．

〈定量噴霧式吸入器〉

1) 定量ドライパウダー式吸入器（**図5 -a**）

● 粉末の薬剤を自分で吸い込むタイプの吸入器．

● 吸気力が必要なため，学童以上に使用される．

2) 加圧式定量噴霧式吸入器（**図5-b**）

● 薬物をセットしノズルを押すと，一定量の薬が噴

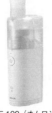

NE-100（オムロン）

図3 ◆超音波式ネブライザの例

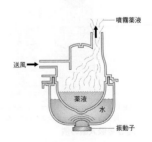

噴霧薬液

送風

薬液

水

振動子

図4 ◆超音波式ネブライザの原理

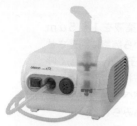

NE-C28（オムロン）

図3◆コンプレッサー式（ジェット）ネブライザの例

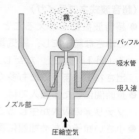

バッフル

吸水管

吸入液

ノズル部

圧縮空気

図4◆ジェットネブライザの原理

a. 定量ドライパウダー式吸入器

アドエア®250 ディスカス 60 吸入用

b. 加圧式定量噴霧式吸入器

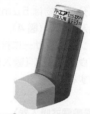

アドエア®125 エアゾール 120 吸入用
（グラクソ・スミスクライン株式会社）

c. ソフトミスト定量吸入器

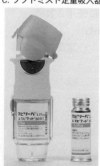

スピリーバ 1.25 μg レスピマット 60 吸入
（日本ベーリンガーインゲルハイム株式会社）

図5◆吸入薬の例

霧できる．吸入するときは，薬の噴射と薬を吸い込むタイミングをあわせる必要がある．

● マスク式のスペーサーを使用すれば，乳幼児でも使用可能である．

3) ソフトミスト定量吸入器（**図 5-c**）

● ゆっくりと噴霧される吸入液を吸い込むタイプの吸入器．

吸入のケア

吸入の手順とポイント……………………

① 療養者にセミファウラー位，または起坐位をとってもらう．

② ネブライザ吸入器の場合は，薬液槽に薬液や滅菌蒸留水などを入れる（薬液は医師の指示された量を注射器で正確に吸い上げて用いる）．

③ 療養者の吸入方法の確認をする（正しく呼吸しながら吸入できているか）．

エアゾール吸入薬はゆっくり（3秒ほどかけて）吸入する．

定量ドライパウダー式吸入器（ドライパウダー吸入薬）は，速く深く一気に吸入する．吸入後は3〜5秒息を止めたあと，鼻から息を吐く．ステロイド薬の吸入後は必ずうがいをする．

④ ネブライザ吸入器による1回の吸入時間は約10〜15分を目安とする．

⑤ 吸入中は，顔色，脈拍，呼吸状態，咳の有無，悪心・嘔吐，喘鳴などを観察する．

⑥ 吸入後は，痰の喀出を促し，必要に応じて吸引し，痰の量・色・粘稠度，口唇，爪甲色を観察する．

⑦ 吸入後は，悪心や嘔吐の原因になることもあり，うがいをし，不快感を軽減する．

⑧ 治療に用いる吸入薬は，薬によって吸入器の種類がさまざまである．デバイスの使い方，正しい吸入方法を確認，指導する．

療養者・家族への指導

- 吸入薬の量，回数を守り，指導された正しい使用方法で行う．
- 吸入液によって有害反応（不整脈，心悸亢進，血圧上昇，口内炎など）がみられることがある．その際は吸入を中止し，訪問看護師または主治医に報告する．
- 加湿や去痰の目的でも，気管粘膜の損傷防止のため長時間または頻回の吸入は避ける．実際の間隔は3～4回/日を目安とする．
- 吸入後は，**基本的に含嗽を促す**．薬液によっては含嗽しない場合もあるため，使用方法を確認する．

吸入機器の手入れ

- ネブライザやマスクは普段から使用後には水洗いをして，清潔な状態にしておく．
- 超音波式ネブライザ，金属部分がないジェットネブライザは，感染予防のため薬液槽は本体から取り外して水洗いし，消毒液（0.1%ハイアミン）または家庭用漂白剤（次亜塩素酸ナトリウム）10倍希釈液に1時間以上浸す（1日1回）．その後，水洗いし十分に乾燥させておく．
- 金属部分があるジェットネブライザは，熱水65℃5分間，または70℃3分間の熱水消毒し，十分乾燥させておく
- 次亜塩素酸ナトリウムは，各種エアフィルターや噴霧メッシュなどの金属を使用したパーツには使用できないため，注意が必要である．

小児の場合の注意点

療養者が小児の場合は，以下の点にも注意して実施する．

- 吸入前に，脈拍，吸状態，顔色，咳の有無，悪心・嘔吐，喘鳴などを観察する．

- 絵本を読むなどして児の緊張を和らげ，リラックスできるよう工夫する．
- 吸入時の体位は**坐位**で行う．児を抱いて行う場合は，**児の腹部を圧迫しないように注意する**．
- 吸入時は吸入時間の目安を伝えて励ます．
- 吸入終了後は，安楽な体位で休ませる．呼吸音を聴取し，吸入前の状態と比較する．
- 聴診して，痰の貯留の有無や部位を確認する．必要時はタッピングや振動させて排痰を促す．

緊急時の対応……………………………………

- 吸入により，脈拍数が大幅に増えたり，気分が悪くなった場合は，**使用を中止して様子をみる**．すぐに改善がみられたとしても主治医に報告する．
- 吸入後，痰が多くなり自己喀出が困難な場合は，側臥位にして背中を軽く叩く．吸引器があれば吸引する．
- 喘息発作が起こった際，吸入しても呼吸困難が改善しない場合は，吸入を何回も繰り返さずに，主治医に報告する．

◆**引用・参考文献**
1) 山崎摩耶，紅林みつ子，松田栄子編：プラクティカルナーシング 訪問看護．p.162，医歯薬出版，2004.
2) 木下由美子編：呼吸管理．川越博美，山崎摩耶，佐藤美穂子総編：最新訪問看護研修テキスト ステップ2．p.55〜57，日本看護協会出版会，2005.
3) 山元恵子監：写真でわかる小児看護技術―小児看護に必要な臨床技術を中心に．p.146〜150，インターメディカ，2009.
4) 道又元裕編著：人工呼吸ケア「なぜ・何」大百科．p.115〜122，照林社，2007.

吸入

気管カニューレ

目的

* 療養者の気管切開にいたる過程と，現在療養者がどのような状態なのかをアセスメントする．
* 気管壁の肉芽や出血の有無・程度の観察をし，状況に応じた処置方法を家族など介護者に指導する．

気管切開の概要

● 気管切開は，呼吸機能の障害により，十分な肺換気ができない患者の気道確保，気道分泌物の除去，上気道の障害があるときに行われる．

● 気管切開をして，気管切開孔から気管カニューレを挿入し，気道を確保する（**図1**）．

気管カニューレの種類

● 気管カニューレには「単管」のものと「複管」のものがある（**図2**）．

● 痰が多い，長期にわたる呼吸管理が必要な療養者には，内筒が外せて適宜洗浄ができる複管を用いるのがよい．

● 人工呼吸器の使用や誤嚥のリスクがある場合は，カフ付きの気管カニューレを選択する．

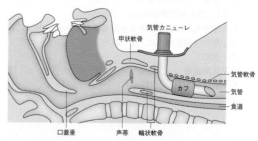

気管カニューレ
甲状軟骨
気管軟骨
カフ
気管
食道
口蓋垂　　声帯　　輪状軟骨

図1 ◆気管切開をしている療養者の状態

在宅療養者が使用する主な気管カニューレ（複管，カフありタイプ）	吸引用サイドライン付きの気管カニューレ（単管，カフありタイプ）
コーケンネオブレス複管タイプ	BLU セレクト サクションエイド カフ付（一重管）
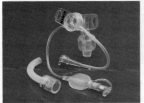© 2022 KOKEN CO., LTD.（写真提供：株式会社高研）	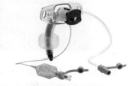（写真提供：スミスメディカル・ジャパン株式会社）
カフの上に貯留した分泌物を吸引するためのルーメンが付いている．内筒付きなので，痰が多くカニューレが閉塞しやすい患者向きである．	カフの上部に貯留した分泌物を吸引するためのサイドチューブが付いている．

図2 ◆気管カニューレの種類の例

気管切開している療養者のケア

● 気管切開にいたる過程と，現在療養者がどのような状態なのかをアセスメントする（**図3**, **表1**）．

ケアの目的と注意点

● 気管切開部周囲の皮膚を保護し，良好な状態に維持する．
● 気管切開により開放している気道を維持し，感染を予防する．

在宅における気管切開口のケアの特徴

● 気管切開口のケアは，気道分泌物の状況などにより，必要なケアの内容が異なる．気管壁の肉芽や出血の有無・程度を観察し，状況に応じた処置方法を家族に指導する．
● 日常的なケアは，ほとんどが家族を含めた介護者にゆだねられるため，退院前の指導に訪問看護師もかかわることが望ましい．

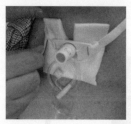

図3◆気管カニューレの装着
とそのしくみ

表1◆気管カニューレを使用している患者の状態

患者の状態	考えられること・対応
鼻腔や口腔内での加温・加湿がなく，乾燥した空気が入る	気道内が乾燥し，痰の喀出が困難である
気管カニューレが細菌防御の境界である声門を越える	無菌操作の徹底が必要である
胸腔内圧を高められない	自力での痰の喀出が困難である
繊細な膜である気道粘膜上を操作する	強すぎる吸引圧や乱暴な操作で粘膜剥離や出血の危険がある
発声できず意思を伝えられない	意思疎通の手段を確認する
カフが気道粘膜を圧迫している	気道粘膜を損傷する危険性があり，固定法やカフ圧に注意する

気管カニューレの交換

● 原則として2週間に1回の割合で交換するが，状態により異なるため，主治医と相談して交換頻度を調整する.

● 気管切開口周囲の皮膚のケアは1日に1回実施し，分泌物で汚染されたりしたときは，そのつどケアを行う. 気管切開口のケアをするときは，**気管吸引をしたあとに実施する**（図4）.

● 人工呼吸器装着時は，とくに短時間で必要なケアを実施する必要がある.

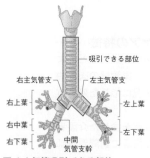

吸引できる部位
右主気管支
左主気管支
右上葉
左上葉
右中葉
左下葉
右下葉
中間
気管支幹

図4◆気管吸引できる部位

日常生活にかかわる指導

● 口腔ケアは，口腔の状態に応じて指導する．

● 誤嚥を防ぐため，口腔ケアの前には気管カニューレのカフを一時的に膨らませる．カフ圧は，気管カニューレのエア注入口にカフ圧計を接続して測定する（**図5**）．**カフ圧は 20～25cmH₂O に調整する．**

● 気道の乾燥を防ぐため，気管カニューレに人工鼻（加湿フィルター）を装着する（**図6**）．

● 入浴時は気管切開部とカニューレが濡れないように，シャンプーハットを利用するなどの工夫をし（**図7**），入浴にかかわる介助者に指導する．入浴後は，気管切開口を清浄綿などで清拭する．

● コミュニケーションは療養者の状態に合わせて，筆談，文字盤，カード，呼び鈴，コールなど，効果的な方法を選択する．

緊急時の対応

● 適切なカフ圧かどうかを1日1回は確認し，異常の早期発見に努める．カフ漏れやカフの損傷があるときには，原因を確認する．

● 気管カニューレの閉塞や内腔の狭窄が疑われるときには，加湿，ネブライザー，呼吸理学療法などを取り入れ，排痰を促して痰を吸引する．

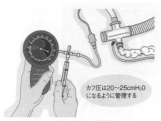

カフ圧は20～25cmH₂Oになるように管理する

カフ圧は 20～25cmH₂O に調整する

図5 ◆カフ圧の調整

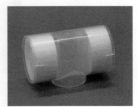

トラキライフⅡ：FJ-302
（株式会社フジメディカル）

図6 ◆人工鼻（加湿フィルター）

241

- 緊急時に備え，**予備の気管カニューレを自宅に用意しておく**．気管カニューレが抜けた場合は，医師に報告して指示を受ける．状況によっては緊急時対策として，新しい気管カニューレに交換する．再挿入が困難な場合は医師に報告する．
- バイタルサインの異常，意識レベルの変化，チアノーゼの出現，動脈血酸素飽和度（SpO_2）の変化など呼吸状態の異常がみられるときは，主治医に報告し，指示を受ける．

小児の場合

- 小児用の気管カニューレには，カフがなく可動性が高い．また，小児は頭部が大きく頸部が後屈しやすいため，気管カニューレの固定の工夫が必要な場合がある（**図8**）．
- 小児は空気の呑み込みによる胃部膨満・嘔吐がみられる場合もあり，観察により胃内容物の吸引や減圧を検討する．

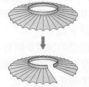

洗髪のときは，市販のシャンプーハットを中央から外に向けてカットし，気管切開口の上部に巻き洗濯挟みなどで止めると水が入りづらくなる

図7◆シャンプーハットの利用

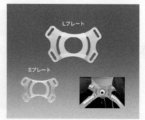

ささえフランジ固定板（泉工医科工業株式会社）

図8◆固定の工夫

◆**引用・参考文献**
1) 杉本正子, 眞船祐子編：在宅看護論—実践をことばに 第5版. P.291 ～ 292, ヌーヴェルヒロカワ, 2009.
2) 本庄恵子：気管内吸引. 村上美好監：写真でわかる臨床看護技術—看護技術を徹底理解！. P.72, インターメディカ, 2004.
3) 野本靖史監：気管切開患者のケア—すべてがわかる Q & A. エキスパートナース, 20 (15)：38 ～ 39, 2004.
4) 川越博美, 山崎摩耶, 佐藤美穂子編：最新 訪問看護研修テキスト ステップ1 384 ～ 387, 日本看護協会出版会, 2005.

気管カニューレ

Memo

....

....

....

....

....

....

....

....

....

....

....

....

....

....

呼吸困難感や緊急時の対応

目的

* 問診，フィジカルアセスメントのポイントを理解する.
* 息切れの症状を療養者自身の言葉で判定できることが重要で，ヒュージョーンズの分類，修正ボルグスケールを活用する.

呼吸困難感を訴える療養者への対応

● 呼吸困難感とは，不快な呼吸，十分に空気を吸い込むことができないという**本人の自覚**である.

● 呼吸困難は原因が呼吸器にあるとは限らない．症状を観察し，原因を推測，既往歴などを考慮したアセスメントで，緊急性の有無を判断した迅速な対応が重要となる.

姿勢・体位の観察

● **どのような体位が楽になるか，苦しくなるかを聞くことで，次のように障害の部位が絞り込めることがある.**

● 上半身を起こしているほうが楽なのは，肺は身体を起こしているときに拡張するためであり，また，上半身を起こしていると横隔膜の動きを妨げないからである.

● 左下にして寝ているときがつらいときは，左肺または心臓に何かが起きていたり，負担がかかっていることがある（左肺の胸水貯留，心不全など）.

問診：原因の推測

● 問診により，緊急性，重症度を判別する.

● 話せる状況であれば，本人からの問診を行う．話すのがつらいようなら，家族に問診する.

息苦しくなった時期

- いつごろから息苦しくなったか質問する．突然か，徐々に悪化したかにより，原因を予想できる．
- いまも呼吸困難が続いているかどうかも確認する．問診のチャートを**図1**に示す．

息苦しさの程度

- 息切れの症状を療養者自身の言葉で判定できることが重要である．
- 呼吸器疾患患者の運動機能と呼吸困難からみた重症度（I〜V段階）評価基準として，**ヒュージョーンズの分類**がある（**表1**）．
- 安静時・運動時・入浴時など日常生活場面で患者の呼吸困難の主観的評価として，**修正ボルグスケール**がある（**表2**）．

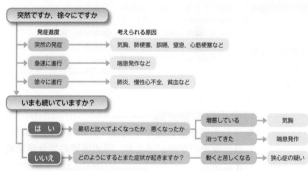

図1 ◆ 呼吸困難時の問診チャート

表1 ◆ ヒュージョーンズの分類

I度	同年齢の健常者と同じように歩けて，歩行や階段の昇降も平気である
II度	平地では同年齢の健常者と同じように歩けるが，階段や坂道は健常者並みには昇れない
III度	平地でも健常者並みには歩けないが，自分のペースであれば1.6km以上歩ける
IV度	休み休みでなければ50m以上歩けない
V度	会話や衣類の着脱にも息切れがする．息切れのために外出できない

表 2 ◆ 修正ボルグスケール

	息切れの強さを数字で直接表現してもらう	
0	感じない	(nothing at all)
0.5	非常に弱い	(very very weak)
1	やや弱い	(very weak)
2	弱い	(weak)
3		
4	多少強い	(some what strong)
5	強い	(strong)
6		
7	とても強い	(very strong)
8		
9		
10	非常に強い	(very very strong)

表 3 ◆ 呼吸困難の型分類

呼吸型	特徴	主な疾患
吸気性呼吸困難	・気道, とくに上気道の狭窄時に喘鳴を発する	・咽頭狭窄, 気管支狭窄
呼気性呼吸困難	・呼気時間の延長を伴う ・喘息や閉塞性肺疾患などにみられる	・気管支喘息, 肺気腫, 慢性気管支炎
混合性呼吸困難	・吸気性, 呼気性が混在するもの ・呼吸器疾患のみではなく, 心疾患, 血液疾患, 脳疾患, 感染症などでも起こる	・胸膜疾患, 肺炎 ・心臓喘息, 心疾患, 弁膜症 ・貧血 ・チフス, コレラ, 敗血症

呼吸困難の型分類

● 呼吸困難が**吸気性**か**呼気性**か分かることにより, 原因疾患の予想ができる. 呼吸困難の型分類を**表3**に示す.

呼吸困難の影響

● 呼吸困難により, 日常生活で困ることや, 生活の質の変化を確認する.

● 呼吸困難のほかに, 四肢冷感やチアノーゼ, 咳, 痰, 動悸, めまい, 胸痛, 発熱の有無など随伴症状がないか確認する.

フィジカルアセスメント

● フィジカルアセスメントの確認事項を**表4**に示す.

表4 ◆フィジカルアセスメントの確認事項

フィジカルアセスメント	確認事項
視診	姿勢と体位,頸静脈の怒張の有無,チアノーゼの有無(口唇,爪の色),ばち状指の有無,咳や痰の有無,眼瞼結膜
触診	脈拍,発汗,四肢冷感の有無,胸郭の拡張性など
聴診	呼吸音の左右差(気胸があれば左右差が認められる.患側で減弱する),呼吸音の消失や強弱の有無,異常呼吸音(副雑音)の有無
打診	胸部,背部を左右対称に打診し,左右差がないか確認する.正常な場合,肺野では共鳴音を示す.濁音や無共鳴な打診音が聞かれた場合は,胸水,肺の硬化,無気肺が疑われる
バイタルサイン	呼吸数,呼吸の深さ,呼吸のリズム,呼吸パターンと胸郭の動きの観察,パルスオキシメータで SpO_2(酸素飽和度)の測定

緊急時の対応

気道確保

● 気道閉塞の場合,すみやかに**気道の確保**を行う.気道内に異物や誤嚥がないかどうかを確認し,異物がある場合は取り除く.前かがみで背中をたたく,**ハイムリック法**などで行う(**図2**).

● 意識がなく呼吸停止の場合は,すみやかに主治医に報告し,指示を受ける.協力者および救急車が到着するまで**一次救命処置(BLS)**として気道確保と胸骨圧迫・人工呼吸を行う(義歯がある場合は除去し,衣服をゆるめて行う).

〈パルスオキシメータ装着中の場合〉

● 酸素飽和度をモニタリングして,安楽な体位,たとえば上肢で体幹を支持するような前傾坐位や前

a. 立位　　　　　　　　　　　　b. 坐位

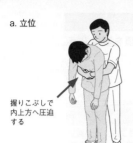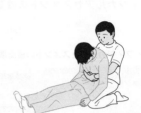

握りこぶしで
内上方へ圧迫
する

図2◆ハイムリック法

傾立位などの姿勢をとらせ，気持ちを落ち着かせる．安楽な体位を維持できるよう，安楽枕，クッションなどを使用する．

〈酸素療法中の場合〉

● 酸素の流量，気管カニューレの閉塞の有無を確認し，酸素が流れていることを患者に告げながら，上記のように安楽な体位を援助する．

呼吸介助法

● 呼吸困難感は療養者の生命の危機である．介護者はそれを理解したうえで，タッチング（手を握る，背中をさするなど）をしながら深呼吸やリラクセーションをはかることが重要である．
● セミファウラー位か起坐呼吸の体位で口すぼめ呼吸をしてもらう．気管支拡張薬を使用している療養者の場合は吸入しながら口すぼめ呼吸をしてもらう．
● 療養者の呼吸運動に合わせた**用手呼吸介助法**も呼吸困難からの回復を早める．介護者は下部胸郭両外側に手をおいて呼気時にゆっくり圧迫し（手拳面全体を療養者の胸部に密着させて，手根部から指尖部までを一定の圧にして介助する），呼気の終末まで十分に絞りだし，吸気は妨げないように

a. 坐位下部呼吸介助

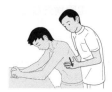

開始肢位：療養者は椅子坐位
①療養者は椅子に座り，両手を膝などに当て上体を安定させる
②介助者は療養者の後方に立ち，肘を曲げ，下部胸郭に手を当てる
③最初の2〜3呼吸で療養者の呼吸リズムと胸郭運動を把握する
④リズムが理解できたら呼気時に胸郭を呼気運動方向（内下方）へ軽く圧迫する

b. 坐位上部呼吸介助

開始肢位：療養者は椅子坐位
①療養者は椅子に座り，両手を膝などに当て上体を安定させる
②介助者は療養者の側方に立ち，軽く肘を曲げ，一方の手を療養者の胸部に，もう一方の手は固定のため背部に当てる
④最初の2〜3呼吸で療養者の呼吸リズムと胸郭運動を把握する
⑤リズムが理解できたら呼気時に胸骨を呼気運動方向（内下方）へ軽く圧迫する

c. 立位下部呼吸介助

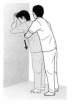

開始肢位：療養者は立位
①療養者は立った状態で前傾姿勢をとり両手を壁などに当て上体を安定させる
②介助者は療養者の後方に立ち，肘を曲げ，両胸部を保持する
③最初の2〜3呼吸で療養者の呼吸リズムと胸郭運動を把握する
④リズムが理解できたら呼気時に胸郭を呼気運動方向（内下方）へ軽く圧迫する

図3 ◆呼吸介助法

ゆっくり離す（**図3**）．

過換気症候群

● 過呼吸症候群とも呼ばれる．過換気症候群は，精神的な不安や心因性反応（転換性障害）が原因で呼吸過多になり，頭痛やめまい，手の指先や口のまわりのしびれ，呼吸困難，失神など，さまざまな症状を起こす．

● 神経質な人，不安症な傾向のある人，緊張しやすい人などで起きやすいとされ，**若年女性に最も多くみられる**．

過換気症候群の診断

● 動脈血ガス分析で二酸化炭素分圧の低下と呼吸性アルカローシスを確認する．通常，酸素分圧は正常ないし100mmHgを超える高値を示す．

- 他の過換気を生ずる呼吸器疾患，循環器疾患などを除外するため，胸部X線，心電図検査なども行われる.

過換気症候群への対応······················

- 不安感を和らげ，緊張を除くよう努め，ゆっくり呼吸することなどを指示する.
  手足を伸ばして安楽な姿勢をとり，リラクセーションをはかる.
- 以前は紙袋再呼吸法（鼻と口に紙袋を少しすきまを開けてあてがい，呼吸させる方法）が推奨されていたが，かえって不安感や呼吸困難感が悪化したり，低酸素血症を招くこともあり，十分な説明と酸素投与の準備，酸素飽和度のモニターなどを必要とする.
- さらに必要であれば鎮静剤を用いる.

◆引用・参考文献
1) Callaharn M：Hypoxic hazards of traditional paper bag rebreathing in hyperventilation patient. Ann Emerg Med, 18：622 ～ 626；1989.
2) 山内豊明：フィジカルアセスメントガイドブック──目と手と耳でここまでわかる. 医学書院，2011.
3) 日本訪問看護振興財団：平成21年度訪問看護e-ラーニングテキスト. p.79 ～ 81，2009.
4) 川越博美，山崎麻耶，佐藤美穂子総編，木下由美子責任編：呼吸管理. 最新訪問看護研修テキストステップ2，日本看護協会出版会，2005.
5) 山勢博彰：やりなおしのフィジカルアセスメント. ナースビーンズ（2008秋季増刊号），p.66 ～ 69，2008.
6) 日本呼吸管理学会呼吸リハビリテーションガイドライン作成委員会，日本呼吸器学会ガイドライン施行管理委員会，日本理学療法士協会呼吸リハビリテーションガイドライン作成委員会編：呼吸リハビリテーションマニュアル──運動療法. p .107 ～ 108，照林社，2003.
7) 日本呼吸ケア・リハビリテーション学会呼吸リハビリテーション委員会，日本呼吸器学会ガイドライン施行管

理委員会，日本リハビリテーション医学会診療ガイドライン委員会・呼吸リハビリテーションガイドライン策定委員会，日本理学療法士協会呼吸リハビリテーションガイドライン作成委員会編：呼吸リハビリテーションマニュアル——患者教育の考え方と実践．p.92，照林社，2007

8) 西沢義子著：石井範子，阿部テル子編：イラストでわかる基礎看護技術——ひとりで学べる方法とポイント．p.373，日本看護協会出版会，2002．

9) 落合慈之監：リハビリテーションビジュアルブック．p.130～146，学研メディカル秀潤社，2011．

呼吸困難感や緊急時の対応

Memo

....

....

....

....

....

....

....

....

....

....

....

....

....

....

在宅人工呼吸療法(HMV)①
TPPV(気管切開下間欠的陽圧換気)

目的

＊ 在宅人工呼吸療法（HMV[*1]）で TPPV[*2] を取り扱うためには，療養者を含め，関係職種・業者が人工呼吸器のしくみとトラブル（アラーム）対応について理解する．

人工呼吸療法の概要

● 在宅人工呼吸療法 (HMV) には，マスクを使用して実施する方法 (NPPV) と，気管切開をして実施する方法 (TPPV) がある．

● TPPV は**気管挿管**または**気管切開**して行う陽圧換気である．

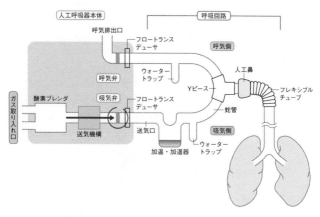

図1 ◆人工呼吸器本体 (TPPV) の基本構造

* 1 HMV：home mechanical ventilation. 在宅で長期間
  人工呼吸管理をしながら生活する療法をいう. 人工呼吸療
  法には, TPPV（気管切開下間欠的陽圧換気）と NPPV（非
  侵襲的陽圧換気法）があるが, 在宅者の割合は NPPV によ
  る HMV が多い.
* 2 TPPV：tracheostomy positive pressure ventilation.
  気管切開下間欠的陽圧換気. 気管挿管または気管切開して
  行う陽圧換気をいう. 侵襲的人工呼吸法である.

本体

● 内蔵された駆動源（モーター）によりタービンや
  ピストンを動かして外気を取り込み, 療養者へ送
  気する（**図1**）.
● 1回に肺に送り込む空気の量を設定する**従量式**
  と, 肺へ空気を送り込んだとき気道にかかる圧力
  （気道内圧）で設定する**従圧式**がある.

呼吸回路

● 呼吸回路には, 呼気ポートのある開放回路と呼気
  弁の付いた閉鎖回路がある.
● 呼吸回路の交換は, 感染防止のために2週間に
  1度行う.
● 呼吸回路のトラブルが起こる可能性のある注意す
  べき部分には, **表1**のようなものがある.

表1 ◆ 呼吸回路のトラブルが起こる可能性のある注意すべき部分

注意すべき部分	起こる可能性があるトラブル
人工呼吸器本体とのチューブ接続口や呼吸回路の
チューブの付け根	チューブの破損・亀裂
加温・加湿チャンバーのキャップ	チャンバーキャップのはずれ
ウォータートラップ	きちんと締められていない,
亀裂
Yピース	亀裂, 接続部のゆるみ
フレキシブル（フレックス）チューブ	破損・亀裂
呼気弁	破損・閉塞
センサーチューブ	コネクタのゆるみ

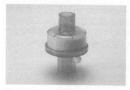

ハイグロバックS
(提供:コヴィディエンジャパン株式会社)
1～3日で交換するので, 装着した日
付を油性ペンで記入しておく

図2◆人工鼻

付属品

〈加温・加湿器〉

● 体内へ入る空気の温度と湿度を上げて, 鼻腔から
入る空気の状態に近づける.

〈人工鼻〉

● 外出時や停電時などで, 加温・加湿器を使用しな
いときに使用する (**図2**).

● 使用する際は接続場所を間違えないように注意す
る (フレキシブルチューブと Y ピースのあいだに
接続する).

● 使用すると息苦しさを訴える場合は主治医に相談
し, 別のタイプの人工鼻に換えるなどの対応す
る.

在宅人工呼吸器のアラーム対応

● アラームが鳴った場合, まず療養者の様子 (顔色,
表情, 意識状態, 呼吸状態) を観察する. そのう
えで**アラームの原因を特定する**.

● どのアラームが点滅しているかを確認し, 原因を
チェックし, 迅速に対応する.

● 看護師は療養者に声をかけ, 呼吸を確保しなが
ら, 落ち着いて対応することが重要である.

● アラームの種類と, よくあるアラームの原因を**表
2** に示す.

表2◆アラームの種類とよくあるアラームの原因

アラームの種類	吸気圧下限アラーム (Low pres)
	吸気圧上限アラーム (Hi pres)
	分時換気量下限アラーム (L min vol)
	無呼吸アラーム (Apnea)
	電源アラーム (Power lost)
	器械不良アラーム
よくあるアラーム の原因	呼吸器回路のはずれ
	痰による気道抵抗の増加
	ファイティング
	気管カニューレのカフのリーク
	ウォータートラップのゆるみや亀裂
	センサーチューブの水滴混入

日常生活上のケア

気道クリアランス

● 気道クリアランスとは，気道内の痰や異物（細菌・ウイルス・ほこり・花粉など）を排出する能力のこと．

● 排痰介助，呼吸リハビリテーションによって，気道クリアランスの維持・向上をはかる．療養者と家族が夜間良眠できるように支援していくことが重要である．

● 排痰介助を専用の気管カニューレ（**図3**）や，低量持続吸引器（**図4**）を使用し行うことで，痰の吸引回数が減ったという報告もある．

● 呼吸リハビリテーションにより胸郭運動，横隔膜の動きの維持をはかる．

呼吸音

● 必ず聴診器を用いて呼吸音を聴診する．左右差や，副雑音の有無を確認する．

● 酸素飽和度の測定も行い，換気が十分に行われているか確認する．

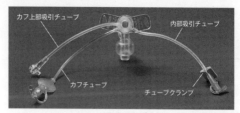

カフ上部吸引チューブ　内部吸引チューブ

カフチューブ　チューブクランプ

© 2022 KOKEN CO., LTD.

チューブ内の貯留物を吸引できる気管カニューレ　（株式会社高研）

図3 ◆ダブルサクションタイプ気管カニューレ

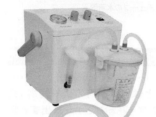

（トクソー技研）

図4 ◆低量持続吸引器

人工呼吸器との同調

● 顔の表情・顔色，胸郭の動き，呼吸のリズム，呼吸筋疲労の有無などを観察し，人工呼吸器と同調しているか，楽な呼吸をしているかを確認する．

● 気道内圧，酸素飽和度の測定を行い，人工呼吸器の設定を確認する．

痰の性状・量

● 痰の性状・量などから，感染徴候はないかを観察する．

栄養状態，水分バランス

● 水分摂取は痰喀出においても重要である．

● 良質のタンパク質をとり，栄養バランスのとれた

皮膚状態をめざす.

- 腸ぜん動運動, 排ガスの有無などを観察し, 便秘や腹部膨満がみられたら, 腹部マッサージなどで対応する.
- 栄養状態の評価で体重測定が困難なときは, 簡易栄養評価法などを用いる (ふくらはぎの周囲長の測定など).

入浴介助

- 入浴に関する本人の意向と状態観察 (体調確認) を確認する. **入浴前に痰の喀出・吸引も行う**.
- 入浴中に気管切開部へ水がかからないように注意する. 呼吸回路の長さが足りない場合は, アダプターを使用するか, 長い呼吸回路を使用する.
- 訪問入浴介護サービスの利用 (看護師1人, 介護者2人が従事), 移動補助具の利用, リフト・ストレッチャーなどの利用などを行う.
- 入浴の前後で, 療養者に負担がかからないように, すみやかに移動, 呼吸器の着脱, 着替えができるよう, 介護者は事前に**役割分担 (外回り, 本人対応など)** を決めて対応する. 万が一の場合に備え, バッグバルブマスクは常備しておく.

家族ケア

- 介護者・キーパーソンの状況, 家族の健康状態, 介護体制を把握する. 看護師は, 療養者や家族の代弁者となり, 医師や他職種へ情報提供を行う.
- 療養通所介護と訪問看護の併用など, 社会資源の活用・紹介を行う. 家族の休息時間や場所の確保とレスパイトケアの提供を行う.

外出の介助

- ブレーキ・ストッパーなどが正常に作動するか確認する.

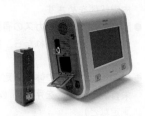

トリロジー Evo
（株式会社フィリップス・ジャパン）

図5◆外出用バッテリー

- タイヤに十分に空気が入っているか，車輪がスムーズに動き，まっすぐに進むかどうか確認する．
- フットサポート（足を乗せる部分）が上げ下げができるか確認する．
- 人工呼吸器は，外出時や停電時は本体のバッテリーで稼働する．バッテリーの稼働時間は機器によりおよそ2～15時間である．外出時間に合わせて，外部バッテリーの予備や自動車のシガーソケットから電源がとれるように準備する（**図5**）．
- 加温・加湿器の代わりに人工鼻を使用する（接続部に注意）．
- **携帯電話**，主治医，人工呼吸器業者，緊急連絡先などの記載がある**療養記録**を持参する．

精神的支援····································

- 温罨法（ホットタオル使用），足浴，リラクセーション，呼吸筋マッサージなどを行う．
- 療養者や家族が自己決定できるように支援していく．**療養者や家族の想い・訴えを傾聴・共感し，ともに考えていく姿勢が大切である**
- 発語・意思表示が困難な療養者の場合は，コミュニケーション手段を検討する（**図6**）．本人の意向を尊重し，介護者・リハビリテーションスタッフ・医療機器スタッフと協働して支援していくこ

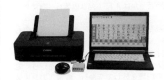

意思伝達装置「伝の心」
（日立ケーイーシステムズ）

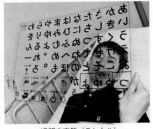

透明文字盤（テンシル）

図6 ◆コミュニケーションツール

とが望ましい.

気管カニューレ挿入中のケア

● 気管カニューレ交換後など，定期的にカフ圧計を用いてカフ圧を測定する.
● 気管カニューレの適切なカフ圧は 20 〜 25 cmH2O である. 療養者の状態に応じてカフ圧を設定し，適切に保てるように管理する.
● カフ圧は，耳たぶの柔らかさの膨らみ程度が目安とされることもあるが，手の感触による調整にはばらつきがあるため，**カフ圧計の使用が望ましい**.
● カフ圧が低すぎると唾液や分泌物の気管へのたれ込みによる誤嚥や，人工呼吸管理においてエアリークなどが生じる危険がある.
● カフ圧が高すぎるとカフと接触している気管粘膜の壊死や出血，肉芽形成の危険がある.
● 気管カニューレ装着に伴って療養者に起こりうる異常やトラブルについて**表3**に示す.

チームケアでの支援

● 在宅人工呼吸療法は，かかわりのある多職種や周囲の人たちが療養者と家族を支えていく必要がある（**図7**）.

表3 ◆ 気管カニューレ装着により起こりうる異常・トラブルとその対処方法

異常・トラブル	対処方法
カフ漏れ，カフ損傷	● 適切なカフ圧かどうかは1日1回は確認し，異常の予防に努める ● 症状が改善されない場合は，医師に報告し，指示のもと対処する
気管カニューレの閉塞や内腔の狭窄が疑われる	● 加湿・ネブライザーを行い，体位ドレナージ，呼吸理学療法を取り入れ，排痰を促して痰の吸引を行う．気管カニューレの内筒を外して洗浄し，観察・アセスメントを行う ● 症状が改善されない場合は，医師に報告し，指示のもと対処する
気管カニューレ抜去	● 抜けた気管カニューレのカフの空気を抜いてそのまま挿入し，医師に報告，指示のもと対処する ● 抜去の経緯を確認し，再発防止に努める

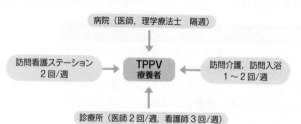

図7 ◆ TPPV と診療体制

◆引用・参考文献
1) 川口有美子，小長谷百絵編著：在宅人工呼吸器ポケットマニュアル ── 暮らしと支援の実際．医歯薬出版，2009．
2) 川越博美，山崎摩耶ほか：呼吸管理．最新訪問看護研修テキスト ステップ2〈4〉，日本看護協会出版会，2005．
3) 小倉朗子：HMV療養者訪問看護の実際．平成21年度在宅人工呼吸器に関する講習会テキスト，p.61〜71，財団法人医療機器センター，2009．
4) 道又元裕編：人工呼吸器ケアのすべてがわかる本．照林社，2003．
5) 林泰史，青木民子監：酸素吸入・人工呼吸のホームケア．中央法規出版，2006．

在宅人工呼吸療法(HMV)②
NPPV（非侵襲的陽圧換気）

目的

* 在宅人工呼吸療法（HMV[*1]）において NPPV[*2] を取り扱うためには，療養者を含め，関係職種・業者が人工呼吸器のしくみとトラブル対応について理解する.

NPPV の概要

● NPPV とは，マスクを介して換気を行う人工呼吸療法である. 簡便で，早期導入が容易であり，従圧人工呼吸器である NPPV 専用器を使用する（図1）.

● 急性期での NPPV の対象者は，慢性閉塞性肺疾患（COPD）の急性増悪，急性心原性肺水腫，免疫不全に伴う急性呼吸不全の療養者である.

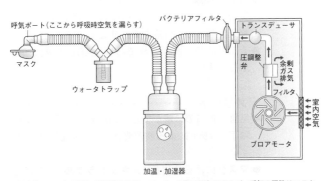

呼気ポート（ここから呼吸時空気を漏らす）　バクテリアフィルタ　トランスデューサ

マスク

ウォータトラップ

圧調整弁　余剰ガス排気　フィルタ　室内空気

ブロアモータ

加温・加湿器

器械本体から1本の回路で陽圧換気を行っている. 呼気の送気はあるが，呼気の回路はマスクから空気を漏らす（リーク）ようになっている. 吸気時に圧力を上げ，呼気時に圧力を下げて換気量を増やすしくみである

図1 ◆人工呼吸器本体（TPPV）の基本構造

- 慢性期や在宅での NPPV の対象者は，睡眠時無呼吸症候群，神経筋疾患などの拘束性疾患，COPD の患者が多い．

- NPPV の導入には，医療従事者による的確な説明や精神的支援が必要である．訪問看護師も NPPV に関する知識と技術を身につけておくことが大切である（**図1**）．

*1 HMV：home mechanical ventilation．在宅で長期間人工呼吸管理をしながら生活する療法をいう．人工呼吸療法には，TPPV（気管切開下間欠的陽圧換気．気管挿管または気管切開を介して行う人工呼吸管理）と NPPV があるが，在宅者の割合は NPPV による HMV が多い．

*2 NPPV：non-invasive positive pressure ventilation．非侵襲的陽圧換気．気管挿管や気管切開を行わず，人工呼吸（陽圧換気）を行うこと．主にマスクを介して人工呼吸器を使用する（**図1**）．気管切開が不要など患者の苦痛の軽減や，開始や中止か容易であるなどの利点がある．

NPPV のメリット・デメリット

メリット・・・・・・・・・・・・・・・・・・・・・・・・・・・・・
- 経口からの食事や会話ができる．
- TPPV（気管切開下間欠的陽圧換気）と異なり，気管への挿管操作に伴う危険を回避できるため，感染症などの合併症を減らすことができる．
- 人工呼吸の中断が容易であり，**ADL の拡大をはかりやすい**．

デメリット・・・・・・・・・・・・・・・・・・・・・・・・・・・・
- 気管・食道の分離ができないため，誤嚥，空気の嚥下（呑気）による腹部膨満，ガス貯留を起こやすい．
- **マスクによる合併症（スキントラブル）を起こし**やすい．

導入の説明・・・・・・・・・・・・・・・・・・・・・・

● 導入に関する指導は，通常退院前や外来で行うが，自宅に戻ると療養者・家族ともに NPPV の使用手順や管理方法に不安を感じることがある．そのようなときは，再度，導入の説明を行う．

● NPPV の長所を療養者自身に感じてもらうことである．そのためには"実際に体験してもらうこと"が重要である．

● 療養者自身の意思によりマスクの着脱が可能であることを伝え，療養者の自己コントロール感を高め，NPPV への不安の軽減をはかる．

確認事項・・・・・・・・・・・・・・・・・・・・・・・・・・・

● NPPV 装着に関する十分な説明をして，承諾を得る．

● 気道分泌物の有無を確認する．

● 療養者が自己決定できるように必要な情報を提供する．

● 導入時は昼間の短時間から徐々に時間を延ばしていく．使っていくうちに慣れることを説明する．

NPPV 装着の実際

マスクのフィッティング・・・・・・・・・・・・・・・・

● はじめに楽な姿勢・体位をとってもらう．30°〜坐位に保持すれば呼気量が増加するために EPAP（呼気気道陽圧）を低くする効果が期待でき，吸気もしやすくなるため IPAP（吸気気道陽圧）も低く設定できる．

● 機器とマスクの選択をする．機器は電源のみで駆動する軽量小型の携帯用人工呼吸器（**図 2**）があるが，気道内圧で設定する**従圧式**が多い．

● フィッティングにおいては，実際にマスクに触れてもらい，顔に当てる．このとき，療養者の好み

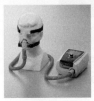

（帝人ファーマ）

図2◆携帯用人工呼吸器

ミラージュリバティ
マスク

ミラージュクアトロ
マスク

ミラージュアクティ
バLTマスク

（帝人ファーマ）

図3◆マスクの例

表1◆マスクのフィッティングのポイント

・正しい種類とサイズを選ぶ
・締めすぎない
・マスクのエアクッションができている（皮膚にあたる部分のフィット感がある）
・バランスよく締められている
・目へのリーク（空気漏れ）がない
・適切なリーク量を維持している

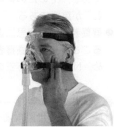

（帝人ファーマ）
ヘッドギアの固定はバンドの下に
指1〜2本が入るゆとりをもつ

図4◆マスクの装着

のもの，最もフィットするマスクを選ぶ（**図3，表1**）．

● 呼吸のタイミングと症状を観察し，マスクを当てる．あらかじめ，複数のマスクを用意しておく．いつでも調整できる（問題があれば，マスクをはずせる，もしくは，ほかの種類に交換できる）ことを説明する．

呼吸のタイミングの確認……………………………

● はじめにマスクを療養者の手や頬に当て，肌で陽圧*³ を感じてもらう．

● 次にマスクを鼻に当て，「息を鼻で大きく吸いましょう」「ゆっくり鼻からはきましょう」と声をかけながら陽圧への同調を促す．

● 最初は看護者が手でマスクを保持した状態で，療

養者に陽圧換気を感じてもらう.

● 呼吸器と同調していることを確認し，呼吸状態が安定していれば，ヘッドギアを用いてマスクを固定する（**図4**）．療養者に呼吸困難感がないか確認する.

● 口からの空気の漏れ（リーク）が多いときは，チンストラップ（顎にかけるひも）の使用，フルフェイス型マスクへの変更を検討する.

＊3 陽圧：内部の圧力が外部よりも高い状態のこと．NPPV における陽圧には吸気陽圧（IPAP：inspiratory positive airway pressure）と，呼気陽圧（EPAP：expiratory positive airway pressure）がある.

開始時の注意点

● 呼吸は，ゆっくりと大きくできるように胸郭に手を添えてリズムをとる.

● 装着後 15 〜 30 分は療養者のそばにつき添い，観察する．NPPV 開始時の観察ポイントを**表2**に示す.

表2 ◆ NPPV 開始時の観察のポイント

・意識は鮮明か
・コミュニケーションはとれているか
・夜間は眠れているか（朝起きがけの頭痛や昼間の眠気はないか）
・不安や不穏な気持ちはないか
・バイタルサインは安定しているか
・呼吸回数・呼吸音（聴診器で聴診する）は正常か
・酸素飽和度・血液ガス分析は基準値か
・呼吸困難感はないか
・一回換気量および分時換気量は十分か
・機器と患者の自発呼吸は同調しているか（胸部の動きと呼吸器の作動音で確認する）
・咳嗽力があり，喀痰ができているか
・口腔内に問題はないか（出血や腫れなどがないか）
・マスクのフィッティングはとれているか，漏れ（リーク）が激しくないか
・マスクに対する不安はないか
・皮膚の状態は良好か

表 3 ◆機器の手入れ

毎日の手入れ	・マスクを拭く ・チューブを陰干しする ・加湿器の容器を洗い，水を追加する
週 1 回の手入れ	・マスクやチューブを中性洗剤で洗う ・ヘッドギアを洗う

機器の手入れ・点検

- 機器がいつも正常に作動するか，チューブや加湿器が正しく接続されているかを確認する．
- 定期的にマスクやチューブを取りはずし洗浄する（**表 3**）．洗浄後の組み立てが難しいため，組み立て完成図か写真を事前に用意しておく．

日常生活上のケア

- 訪問時には身体状況とともに，生活に支障はないか，緊急時の対応などを確認しておく（**図 7**）．
- 呑気（空気嚥下）による腹部膨満感や便秘が起こりやすい．水分摂取，食事量の確認または食事内容の工夫や訪問時の腹部マッサージ，温罨法などで排便コントロールをはかる．
- 気道クリアランスの維持・向上には，カフアシスト E70（株式会社フィリップス・ジャパン，**図 5**）という器械による咳・排痰介助法もある（Mechanical Insufflation-Exsufflation：MI-E）．気

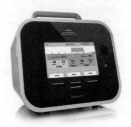

（株式会社フィリップス・ジャパン）

図 5 ◆カフアシスト E70

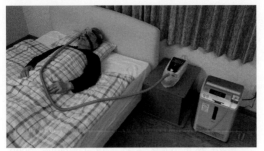

（帝人ファーマ）

在宅用の NPPV 機器は酸素濃度が調節できないため，マスクや回路内の酸素
ポートより酸素を投与して HOT と併用する場合がある

図6 ◆ 在宅酸素療法（HOT）と NPPV の併用

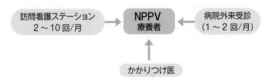

| 訪問看護ステーション
2〜10回/月 | → | **NPPV
療養者** | ← | 病院外来受診
（1〜2回/月） |

かかりつけ医

図7 ◆ NPPV と診療体制例

　道内分泌物を除去するために，咳が自力でできな
い療養者の排痰補助に有効である．

● 酸素濃度の調節のため，**在宅酸素療法（HOT）と
併用**することがある（**図6**）．

● 感冒などの気道感染をきっかけとした呼吸不全の
増悪，鼻水，咽頭痛，咳などにより NPPV の装
着困難な場合は，早めに主治医への相談，受診を
促す．

◆引用・参考文献
1）中田諭監：特集わかる！ NPPV 導入時のケアと管理のポ
　イント．ナーシング・トゥデイ，25（5）：17〜46，
　2010．
2）平成21年度　在宅人工呼吸器に関する講習会テキスト，
　財団法人医療機器センター，2009．

3) 林泰史，青木民子監：酸素吸入・人工呼吸器のホームケア．安心・安全の療養生活イドシリーズ，中央法規出版，2006.

4) 川越博美，山崎摩耶，佐藤美穂子総編，木下由美子責任編：呼吸管理．最新訪問看護研修テキスト ステップ2，日本看護協会出版会，2005.

5) 川口有美子，小長谷百絵編著：在宅人工呼吸器ポケットマニュアル――暮らしと支援の実際．医歯薬出版，2009.

6) 西村善博：基礎から学ぶ！ HOT と NPPV．呼吸器＆循環器ケア，8・9月号，p.23〜33，日総研出版，2008.

Memo

....

....

....

....

....

....

....

....

....

....

人工呼吸器装着中の環境整備

目的

* 日ごろのメンテナンスが重要であることを理解し行い，呼吸回路のはずれや亀裂，電気関係の不備などを防ぐ.
* 療養者・家族だけで，停電を想定したシミュレーションしておく（訪問看護師，人工呼吸器の業者などが見守る）.

環境整備のポイント

● 医療機器・機材の準備をする（表1，図1）. メンテナンスを怠らないようにする.

● 専門医，地域のかかりつけ医などの主治医を確保する.

● 看護体制を整える. 訪問看護師も退院前からかかわり，移行期の支援をしていく.

● 介護環境を整える. 家族および家族以外の介護者へのアドバイスと支援体制を整える. 住居環境も確認する.

● チーム支援の体制を整える. 社会資源の活用も行う.

表1 ◆ 人工呼吸器を使用する際に必要な物品

・人工呼吸器
・電源
・呼吸回路
・加温・加湿器
・外部バッテリー
・接続コード（車のシガーライターソケット用）
・吸引装置
・予備の気管カニューレ，ガーゼ，綿棒
・介護用ベッド（細かい設定ができるため3モーターのものが望ましい）
・褥瘡予防具
・車椅子：リクライニングができ，呼吸器とバッテリーが搭載可能なもの

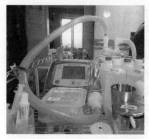

図1◆在宅での人工呼吸器使用例

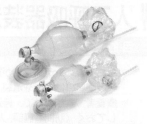

（アイ・エム・アイ株式会社）

図2◆バッグバルブマスク
（マスク付き）

緊急時の対応

● 呼吸回路のはずれや亀裂，電気関係の不備などによるトラブルは多く，日ごろのメンテナンスが重要である．

● 人工呼吸器の使用が不可能になったことを想定し，気道の確保，バッグバルブマスク（図2）の使用，そして外部バッテリーへの変換方法など，緊急時の一連の行動をシミュレーションしておく．

● 日ごろから外出・外泊（2～3泊用）ができる体制の準備もしておくことが大切である．

災害時・停電時に備える

● 停電を想定したシミュレーションしておく．訪問看護師，人工呼吸器の業者などが見守るなかで，**療養者・家族だけでシミュレーション**しておく（実際に部屋の電気を消して行う）．

● 消防署や電力会社に人工呼吸器使用の旨を届け出ておく（災害時の優先救助要請）．

● 電気工事・落雷，電力の使いすぎや漏電に注意する（電力会社との契約アンペアを上げておく，3Pコンセントまたはアース付きコンセントを使用する，タコ足配線は避けるなど）．

● 予備の呼吸回路を2セット用意しておく．また，

呼吸器故障時のバッグバルブマスクを常備する.
蛍光テープをつけておき, 暗闇でもわかる位置に
吊り下げておく.
- 気管カニューレ使用者は, バッグバルブマスクに
フレキシブルチューブを付けておくことが望まし
い.

停電時の対応

- 内部 (予備) バッテリーを作動させる. 機種によ
り作動時間が異なる点に注意すること. または,
外部バッテリーを使用する, 自動車のシガーライ
ターソケットに接続する.
- バッテリー使用困難, 人工呼吸器作動困難な場合
は, 手動式バッグバルブマスクを使用して呼吸を
確保する. **患者に声をかけながら, 落ち着いて通
電を待つ.** 協力者を確保し, 懐中電灯を用いて,
携帯電話で人工呼吸器の業者, 次いで関係者に連
絡する.

救急車の要請

- はじめにかかりつけ医療機関に連絡を入れ, 相談
する. 相談の結果, 救急車で向かうことが決まっ
たら 119 番に電話をし, 救急車を要請する.
- 救急隊には, 人工呼吸器を使用していること, い
つから変化があったか, かかりつけ医療機関名と
主治医名を告げる.

メンテナンス

- 日常生活上のケア・介護に携わる関係者が, それ
ぞれで確認することが安全確保につながる.
- 人工呼吸器の業者が 2 週間ごとに定期点検を行
い, 換気量・酸素濃度・気道内圧等を確認する.
- 訪問看護師は訪問時に点検を行う.
- 療養者・家族の日常点検では, 日常点検表 (**表 2**)

などを利用し，すべての項目が確認できるようにする．

表2 ◆ HMV 日常点検表の例

	点検項目	点検日 /	/	/	/	/
機器本体の点検	本体は熱くなっていないか					
	異常な音・においは出ていないか					
	本体およびダイヤルなどに亀裂・破損がないか					
	エアインレット（空気取り入れ口）フィルターがきれいか					
	電源プラグの抜け，電源コードの異常はないか					
呼吸回路の点検	各接続部に緩み，はずれはないか					
	回路・フィルターは汚れていないか					
	気道内圧測定チューブ，呼気弁チューブに結露はないか					
加温・加湿器の点検	ダイヤル設定（設定値）					
	回路とチャンバーがはずれていないか					
	亀裂・破損はないか					
	水位は範囲内かどうか					
	温度は適温か					
設定確認	気道内圧 − cmH_2O					
	モード（A/C）					
	換気量（460mL）					
	流速（24LPM）					
	呼吸回数（15回）					
	感度設定					
	低吸気圧アラーム（6cmH_2O）					
	回路内圧上限アラーム（40cmH_2O）					
その他	電源ランプの確認					
	酸素流量の確認					
	カフの状態					
	患者の状態					

文献6)を参考に作成

◆引用・参考文献

1) 東京都衛生局：医療関係者のための神経難病者在宅療養支援マニュアル．東京都衛生局医療福祉部特殊疾病対策課, 2000.

2) 川口有美子, 小長谷百絵編著：在宅人工呼吸器ポケットマニュアル ── 暮らしの支援の実際．医歯薬出版, 2009.

3) 川越博美, 山崎摩耶, 佐藤美穂子総編, 木下由美子責任編：呼吸管理．最新訪問看護研修テキスト ステップ2, 日本看護協会出版会, 2005.

4) 小倉朗子：HMV療養者訪問看護の実際．平成21年度在宅人工呼吸器に関する講習会テキスト, p.61～71, 財団法人医療機器センター, 2009.

5) 道又元裕編：人工呼吸器ケアのすべてがわかる本．照林社, 2003.

6) 林泰史, 青木民子監：酸素吸入・人工呼吸器のホームケア．p.44～46, 中央法規出版, 2006.

Memo

人工呼吸器装着中の環境整備

在宅酸素療法
HOT

目的

* 療養者自身が疾患の過程や酸素吸入の必要性を理解し，治療を受け入れられるように支援する.
* 筋力トレーニングでは，呼気に同調して運動を行う，吸気時には動作を止める，動作の合間に呼吸を整える，などの指導を行う.

在宅酸素療法（HOT）の概要

- 在宅酸素療法（HOT）の目的は，低酸素血症の改善と予後の改善，QOL・ADL の改善などである.
- 療養者には，身体における酸素のはたらきや，酸素が不足すると起こる問題点を説明する.
- 酸素療法によって身体的に改善されることが，療養者個々にとってどのような意味があるかを説明する.

日常生活上の呼吸困難感の軽減

排泄時の呼吸困難感の軽減……………………
- 和式トイレは腹部を圧迫し息切れも増強しやすいため，洋式トイレへの住宅改修を検討する. もしくはポータブルトイレなどを利用する.
- 大便は息こらえ，腹圧をかけてすることが多いため，低酸素状態となり，**呼吸困難感を増大させる**.
- トイレへ座ってもらい，息を吐きながら腹圧をかける練習する. 両肘で身体を支える排泄の姿勢をとる.
- 決まった時間にトイレへ行く**排便習慣**をつける. 便秘の場合は下剤などを利用する.
- トイレ移動時にチューブのわずらわしさから，

チューブを外して移動する人もいる. そのような人には, パルスオキシメーターを装着して, 酸素吸入をして排泄を行う場合と, 酸素吸入なしで排泄を行う場合で, SpO_2 の値を比較すると理解しやすい.

- また, 医師の指示により睡眠時や安静時・活動で酸素流量を変更する療養者もいる. 機械本体で流量を操作することが難しい環境も考えられる. タブレットで本体の流量を遠隔操作できる機械もある.

入浴時の呼吸困難感の軽減

- 入浴時の呼吸困難感から風呂嫌いになる療養者も少なくない.
- 労作時に酸素流量を上げる指示のある場合, 衣類の着脱時から酸素流量を指示量に変更する.

〈浴室環境のチェック〉

- 風呂椅子は, 介護用品として市販されているシャワーチェアを利用する (図1).
- 深い浴槽は立ち上がり動作が困難となる. 浴槽台を沈めて利用する. 上半身が寒い場合は, タオルなどをかけると温かい (図2).
- 脱衣所に椅子を用意する. 更衣も息切れが増強する動作のため, 椅子に座って行う.

〈洗い方・拭き方 (患者が1人で行う場合)〉

- 長めのボディタオルや柄付きブラシなどを使って, 背中を洗うときに腕が肩より上がらないようにする.
- 洗髪は, 両手で洗うと息切れが強くなることがあるため, シャワーヘッドを固定して, シャワーチェアの肘台に肘をついて片手で半分ずつ洗う (図3).
- 拭き方は, 動作を最小限にするため, 大判のバス

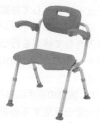

（パナソニック）

図1◆シャワーチェア

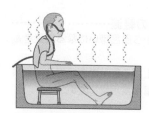

上半身が寒い場合は，背にタオルなどをかける

図2◆入浴時の姿勢

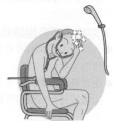

シャワーチェアの肘台に肘をついて，頭を少し傾け，腕が肩より上がらないように片手で洗う

図3◆洗髪時の姿勢

タオルやタオルケットを使用する.

〈チューブの位置の確認・指導〉

● 浴室までの動線を療養者と一緒に歩いて，チューブの位置を確認・指導する.

● 無駄な動きがなく，チューブがからまないようにし，療養者のわずらわしさを，できるだけ解消する.

● 引っかかりやすい場所を考慮し，チューブをS字フックへかけるなど，動作しやすいように工夫する.

● チューブがねじれていると，からまりやすいので直しておく.

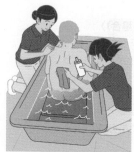

図4◆坐位姿勢での訪問入浴

- 訪問入浴介護サービスを利用しており，仰臥位の姿勢に呼吸苦がある場合は，介助者に説明をし，坐位姿勢での入浴介助をしてもらう（**図4**）．

療養者が酸素療法を受け入れない理由と対策

- 療養者が医師の指示に従わない，**コンプライアンスが低い場合**がある．その理由を解明し，実行可能な行動目標を立てる．
- たとえば医師の処方どおりに酸素流量を守れない療養者にも，それなりの理由があることを理解してかかわる．
- 療養者がよくあげる理由と，その対策法を以下に示す．

〈チューブがわずらわしい，転びそうになるという場合〉

- 使用しているうちにチューブのねじれなどができ，からまりやすくなっていることが考えられ，チューブの持ち方や，からまない工夫をする．
- シャワーヘッドを固定して，シャワーチェアの肘台に肘をついて片手で半分ずつ洗う．両手で洗うと息切れが強くなることがある（**図3**）．

〈外観の変化が受け入れられない場合〉

メガネカニューレ（**図5**），小型酸素ボンベを検

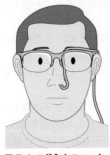

図5 ◆ メガネカニューレ

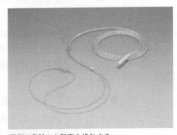

両側の鼻腔から酸素を投与する．

図6 ◆ 鼻カニューレ

討する.

〈酸素吸入をすることを，つい忘れる場合〉
- 家族や周囲の人からの声かけが重要である.
- 定期的な外来受診に家族も同席して，療養者と一緒に病状の確認や医師からの指導内容の把握をすることが大切である.

〈酸素を吸入する必要はないと思っている場合〉
- 息苦しいという自覚症状がない場合もあるので，症状の実証をするため，SpO_2 を測定する.

〈火災事故に強い恐怖感がある場合〉
- 酸素療法に伴う火災原因（タバコ，線香，調理）の具体例を示し，防止を考える.

〈電気代がかかるという場合〉
- 身体障害者手帳の交付により，税金の控除や減免，交通費の割引や光熱費基本料の減免など制度を活用する（市町村によって異なる）.

鼻カニューレと機器の管理

鼻カニューレの管理

- 鼻カニューレ：両側の鼻腔から酸素を投与する器具で，簡便であり，会話や食事をすることができる（図6）.
- チューブ内の水抜きはできないため，水洗いは行わない．水が入った場合は，綿棒やティッシュペーパーなどで水を拭き取るか，新しいものに交換する.
- 日常的な手入れは，**非アルコールタイプのウェットティッシュ**などで鼻カニューレの外側を拭く．アルコール成分を含む洗浄剤などで拭くと鼻カニューレが硬くなり変色する.

● 交換頻度は，個人差はあるが1か月に1回程度であり，はずしたときに顔に形が残っている場合は硬くなっているため，交換の目安とする．

移動時におけるチューブの持ち方……………
● あらかじめS字フックなどを移動する場所の要所につけておき，移動時にチューブをそのフックにかけると，チューブに引っかかり転倒することの予防になる．
● チューブをサッカーボールくらいの大きさの輪にまとめ，移動時はそのチューブを少しずつ伸ばしていく．チューブは輪状にまとめておくと，ねじれやからまりが少なくなる．

酸素濃縮器の加湿……………………………
● 酸素4L/分以下であれば，一回換気量で供給される酸素は一部分で，そのほとんどが大気であり，加湿効果はなく，酸素供給装置の加湿は意味がないといわれている．つまり5L/分以上の場合は加湿が必要である．

運動療法

運動療法の効果………………………………
● 在宅酸素療法のみでは，どうしても体力が低下し，寝たきりになることもある．
● 残された肺の機能や呼吸筋を最大限に使い，上下肢の筋力を訓練するなど呼吸困難の改善が重要となる．
● 薬物療法や酸素療法がすでに十分に行われ，一定の効果が認められている状態でも，運動療法によって，**さらなる改善の上乗せ効果が期待できる**．

表1 ◆運動（リハビリテーション）療法の中止基準

呼吸困難感	修正 Borg スケール 7 ～ 9
呼吸困難感以外の自覚症状	息切れ，胸痛，動悸，疲労，めまい，ふらつき，チアノーゼ など
心拍数	年齢別最大心拍数の 85%（〈220 －年齢〉× 0.7），肺性心を伴う COPD では 65 ～ 70% 不変ないし減少したとき
呼吸数	毎分 30 回以上
血圧	運動時に収縮期血圧が下降，拡張期血圧が上昇
SpO_2	90% 以下になったとき

文献 1) を参考に作成

運動療法の進め方

- 運動療法の効果を説明し，具体的な内容や目標数値を示し，実施した結果を療養者と一緒に評価していくことが重要である．

- 呼吸と動作を強調することで，呼吸苦を軽減することができる．運動，とくに筋力トレーニングでは，呼気に同調して運動を行う，吸気時には動作を止める，動作の合間に呼吸を整える，などの指導が有用である．

- 運動（リハビリテーション）療法の中止基準も指導する（**表1**）．

- 運動時の酸素吸入量は，安静時よりも多く必要とされる（動作時の酸素療法は安静時の 1.5 ～ 2 倍を要することが多い）．適切な酸素流量を維持しながら，自宅で継続できるプログラムが必要で，歩行練習や筋力トレーニングなど，療養者の生活にあわせた指導を行う．

- 理学療法士の訪問は，運動プログラム立案のほかに，呼吸筋リハビリテーションとしても効果的である．

急性増悪の観察と予防

急性増悪の観察

- 息切れの増加，喘鳴，咳嗽，喀痰の増加，痰の色，

発熱などの症状に注意する.

● 普段の体調を日誌などに記録しておくと体調変化が捉えやすい.

急性増悪の予防

● 日常での体調変化に気をつけることで, 急性増悪を防ぐように指導する.

● どのような状態になったら医療機関に受診をしなければならないか, あらかじめ療養者と話し合っておく. 主治医の予約日まで受診を待たないように指導する.

● 調子が悪くなったときに, 単なるかぜと軽く考えずに, 早めに病院を受診するように指導する.

● インフルエンザ, 肺炎球菌のワクチンを接種して, 感染を予防または症状を軽くする.

災害時・停電時の対応

酸素濃縮器の停電対策

● 酸素供給装置のうち電気で作動する酸素濃縮器は, 停電時の使用ができない. 酸素濃縮器を使用している場合は, すみやかに酸素ボンベに切り替える.

● 停電で暗くなるため, 場所の確認が困難になる場合を想定し, 酸素ボンベの近くに懐中電灯を備えることが望ましい.

● 災害に備えて, 日ごろから準備をし, 年に数回, 訓練を実施するとよい.

災害への備え

● 災害時は避難場所に避難しなければならない場合がある. あらかじめ機器の業者の連絡先や医療機関, 地域の避難場所などを一覧にして, わかりやすい場所に提示しておくよう指導する (**図7**).

● 停電用懐中電灯, 携帯ラジオ, 乾電池を用意しておく.

緊急時カード				記入日　年　月　日
連絡先			**処方**	
氏名：			疾患名：	
第1連絡先：　　－　　－　　（　　　様）			服用薬：	
第2連絡先：　　－　　－　　（　　　様）			毎日飲んでいる薬：	
避難所：				
医療機関名：			体調の悪いときに飲む薬：	
電話番号：　　－　　－			酸素吸入量(L/分)	
主治医：　　　　　　科　　　　　　先生			安静時　　労作時　　睡眠　　時	
在宅酸素事業者名：			人工呼吸器の併用：　あり　なし	
連絡先：　　　　　営業所　　－　　－			（使用時間　　：　　～　　：　　）	
連絡先：　　　　　営業所　　－　　－			その他の注意事項：	

日常的に目にふれる場所（冷蔵庫など）に貼っている人もいる

図7 ◆緊急時カードの例

- 災害時は業者によって，避難場所に酸素濃縮器が
  手配されるなどの対応がとられる．

◆引用・参考文献
1) 日本呼吸ケア・リハビリテーション学会呼吸リハビリ
   テーション委員会，日本呼吸器学会ガイドライン施行管
   理委員会，日本リハビリテーション医学会診療ガイドラ
   イン委員会・呼吸リハビリテーションガイドライン策定
   委員会，日本理学療法士協会呼吸リハビリテーションガ
   イドライン作成委員会編：呼吸リハビリテーションマ
   ニュアル——患者教育の考え方と実践．p.91 ～ 101，
   照林社，2007.
2) 川越博美，山崎摩耶，佐藤美穂子総編，木下由美子責任
   編：呼吸管理．最新訪問看護研修テキストステップ2,
   p.74 ～ 76，日本看護協会出版会，2005.
3) 道又元裕：人工呼吸ケア「なぜ・何」大百科．p.166 ～
   167，照林社，2007.
4) 福地義之助，植木純：呼吸を楽にして健康増進——呼吸
   のセルフケアマネジメント．p.107 ～ 109，照林社，
   2011.

Memo

人工呼吸療法時の口腔ケア
人工呼吸器関連肺炎（VAP）防止・感染管理

目的

+ VAP の感染経路は，内因性と外因性に分類され，内因性によるものの発症頻度が高い.
* 人工呼吸中の療養者は，唾液分泌減少と開口状態の持続などにより細菌が口腔内で繁殖・定着しやすいことを理解し，ケアを行う.

VAP を起こす原因と予防

VAP（人工呼吸器関連肺炎）の感染経路………

- 人工呼吸器関連肺炎（VAP ventilator-associated pneumonia）は，気管挿管下の人工呼吸患者に，人工呼吸開始 48 時間以降に新たに発生した肺炎のことである.

- VAP の感染経路は，大きく内因性（気管チューブの外側）と外因性（気管チューブの内側）に分類される．内因性によるものの発症頻度が高い.
  内因性の原因：消化管内や口腔に定着した菌による汚染である.
  外因性の原因：不適切な気管吸引操作などによる汚染である.

内因性の VAP の予防……………………………

- 内因性の VAP は，口腔内や咽頭部の菌がカフ気管壁の隙間から垂れ込むことで起きる．そのため，カフ上部からの対策が重要である.

- 口腔ケアは，口腔内細菌数を減少させ，気道内へ垂れ込む（誤嚥）菌数を減らすため，VAP の予防となり重要である.

- 在宅では看護師の訪問日以外の口腔ケアは家族が

行うことが多くなるため，家族ができる口腔ケアプランの指導が必要である.

口腔アセスメント

- 口腔ケアを行わないと，口腔内の衛生状態が低下し，感染の温床となりかねない.
- 口腔内で病原性細菌が増殖する原因には，口腔内の乾燥，舌苔の発生，口腔内の出血や潰瘍などがある.
- 口腔アセスメントを行う際は，ペンライトや歯科用ミラーなどを用いて行う.
- 観察位置は，3時や9時の方向からだけでなく，見えにくい口底部は12時の位置に移動して行う.
- 観察のポイントは，歯，義歯，歯垢，歯石，舌（乳頭の有無，舌苔の有無），歯肉，口唇，口腔粘膜，潰瘍の有無，出血の有無，唾液の量などである.

口腔ケア実施時のポイント

実施前のポイント・・・・・・・・・・・・・・・・・・・・・・・・・・・・・・

- 口唇を保湿してから行う．口唇が乾燥していると，開口時に出血させてしまう場合がある.
- 体位は上半身を30°以上挙上し，頸部前屈，回旋させると，洗浄液が咽頭方向へ流入してしまうことによる誤嚥を予防できる.
- 口腔ケア時は，気管カニューレの**カフ圧を高めに**設定する．口腔ケア終了後は**必ずカフ圧を元に戻す**．高すぎるカフ圧は，粘膜の壊死や肉芽，潰瘍形成のリスクがある.

実施中のポイント・・・・・・・・・・・・・・・・・・・・・・・・・・・・・・

- 歯垢（バイオフィルム）は，人体中で細菌濃度が最も高く（1,000億/g），歯ブラシで的確にブラッシングをしないと除去できない.

- 汚れた水を排出しやすいように左右どちらかに向いて顎をひくようにし，吸引器やガーゼ・スポンジなどで拭き取り，残った水を取り除く.
- 意識状態が悪い人には，洗口は汚れた水を誤嚥しやすいので無理に行わない.

実施後のポイント
- 気管チューブの挿入の長さ（固定位置）を確認し，療養者の適切な体位を調整して，ケアを終了する.
- 使用物品は，流水で洗浄する. 洗浄後は，細菌繁殖予防のために十分乾燥させる.

気管吸引の順序

- 逆流した胃液や唾液，細菌・微生物が，気道とカフの隙間から気管チューブを伝わって誤嚥する.
- 気管吸引は，**口腔，カフ上部，気管の順序で実施をする**. これは，気管吸引により，一時的に陰圧になりカフ上部の貯留物がカフと気管壁へあいだをすり抜けて垂れ込む可能性があるためである.

口腔ケアの回数

- 人工呼吸中の療養者は，唾液分泌減少と開口状態の持続などにより細菌が口腔内で繁殖・定着しやすい.
- 口腔ケア終了後4時間で口腔内の細菌増加が著明にみられるという臨床研究もあり，一般的には4時間ごとに行うとよいといわれている.

家族への指導

口腔ケアのプラン
　療養者が経口摂取をしていないため，口腔ケアの必要性を理解していない家族は多い. 口腔ケアは1日に最低1〜2回行うため，家族が確実にできる方法で指導することが重要である.

- 1日数回行う口腔ケアのなかで，少なくとも1回は訪問看護師など専門職がブラッシングを含めたケアを行い，その他は家族（介護者）が洗浄や清拭，乾燥予防ケアを行うなど，療養者の状態や家族の介護力などに合わせてプランを立て実施する．

  観察ポイントは，歯垢，歯石，出血，口臭，痰の有無，う歯，口腔粘膜，舌苔，唾液などである．
- マニュアルやチェックリストを作成して指導すると，家族がケアをしやすい．

物品の選択

- 口腔ケア用品は多種多様にあるので，療養者に合ったタイプを選択する．
- 吸引チューブがついた歯ブラシを使用すると，ブラッシングをしながら確実な吸引ができる（図1）．
- ペースト状歯磨剤は，洗浄が不十分となりやすく，残存すると口腔内の乾燥を助長させるので使用を控える．発泡しにくい液状タイプ（アルコール無配合）がよい．

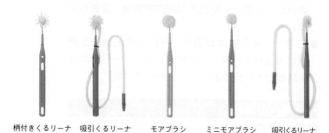

柄付きくるリーナ
ブラシ　　吸引くるリーナ
ブラシ　　モアブラシ　　ミニモアブラシ　　吸引くるリーナ
ブラシミニ
（オーラルケア）

図1◆口腔ケア用品

◆引用・参考文献
1) 宇都宮明美編：気道浄化ケアマニュアル――人工呼吸管理／去痰援助と呼吸理学療法．p.89～90，学研メディカル秀潤社，2009．
2) 河田尚子，岸本裕充：口腔ケア（ベーシック編）．呼吸器ケア，10（7）：23～33，2012．
3) 木﨑久美子，岸本裕充：口腔アセスメント．呼吸器ケア，10（7）：17～19，2012．
4) 本間久恵：効果的に口腔ケアを行うポイント．コミュニティケア，11（13）：16～21，2009．
5) 宇都宮明美編：気道浄化ケアマニュアル．Nursing Mook53，p.101，学習研究社，2009．
6) 道又元裕：人工呼吸ケア「なぜ・何」大百科．p.267～275，照林社，2007．

人工呼吸療法時の口腔ケア

Memo

....

....

....

....

....

....

....

....

....

....

....

....

....

呼吸器疾患の在宅での服薬指導

* 飲み忘れ防止の工夫例を把握し，療養者の特性に合わせた指導を行う．
* 気管支拡張薬の種類と特徴を理解する．

服薬ができない療養者への指導

● はじめに服薬できない理由を確認し，療養者の個別の特徴を理解して，それにあった指導を行う．
● 気管支拡張薬を経口摂取している場合，飲み忘れにより，息切れが生じてから服用しても，作用発現までに時間がかかる．そのため，療養者はつらい状態が続くことになる．
● 高齢者の場合，とくに服薬のための工夫をし（**投薬カレンダー**など），残薬がたくさんあるときは，症状と照らしあわせながら服薬方法を療養者や主治医と一緒に検討する．

服薬できない主な理由とその対応⋯⋯⋯⋯⋯

● 治ったと思って薬の飲み方を自分で調整してしまう．または，薬の量が多すぎて飲みたくない．ステロイド薬への偏見による自己中断などの場合は，それぞれの薬の特徴をわかりやすく説明する．
● 食事をしないと薬が飲めないと思っている．または，起床が遅く朝食と昼食が一緒になってしまう場合は，食事をしなくても，時間どおりに服薬してもらう．
● 飲むのを忘れたり，飲んだことを忘れたりして余分に飲んでしまう場合は，**投薬カレンダー**などを利用して，きちんと服薬してもらう．
● 手が不自由で取り出せない場合は，介護者へ協力

を要請する.

飲み忘れ防止の工夫……………………………

● 服薬時間に目覚まし時計をセットしておく.
● 食前・食後に飲む薬は,目につきやすい食卓に出しておく.
● 一包化(朝,昼,夕,寝る前)薬の使用:内服薬を一包にすることで,自己管理しやすい.
● 投薬カレンダー(曜日のみ)の使用:曜日の認識ができる場合に有効である(図1).
● 投薬カレンダー(曜日と日付両方表示)の使用:曜日だけでは認識不十分でも,日付と曜日の両方なら確認できる場合がある.
● 色識別の表示をする,一包化する.
● 飲んだかどうか記憶が薄れる場合は,服薬チェック表やチェック表付き薬袋を利用する.
● 本人,家族,ヘルパーなど複数の目で服薬を確認する.
● 医師,薬剤師,ケアマネジャーへの報告,相談などの連携が大切である.
● 主治医に服薬状況を報告し,相談するなど,連携

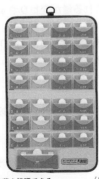

1 週間分の薬を管理できる　　　　(リヒトラブ)
図 1 ◆曜日・時間入り投薬カレンダーの例

を密にとる。どうしても必要な薬物はどれなのか，中止できる薬物はないかを相談する。
- 療養者の服薬状況を報告し，服薬時間の変更はできないか（例：1日3回→1日1回），相談する。

気管支拡張薬の種類と特徴

- 気管支拡張薬は，気管支の平滑筋に作用して，気管支の内腔を拡げる作用のある薬剤である。
- 定期的に吸入する長時間型の気管支拡張薬は，症状の改善だけでなく，**急な増悪の予防にも有効である**。
- 気管支拡張薬は，β_2刺激薬，抗コリン薬，メチルキサンチン類に分類される。

β_2刺激薬

〈特徴〉
- 飲み薬，貼り薬，吸入薬がある。
- 短時間型は，吸入後数分で効果が出て，4〜6時間効果が続く。
- 飲み薬は，作用発現までに時間がかかり，全身性の有害反応も吸入薬に比べて大きい。
- 貼り薬は，便利であるが，汗や皮膚の汚れの程度によって身体に吸収される量が変わりやすい難点がある
- 吸入薬は，速効性があり，飲み薬の1/10の量で同じくらいの効果がある。

〈有害反応〉
- 頻脈，低カリウム血症，手指振戦などがある。

〈主な商品名〉
- メプチン®，サルタノール®，ホクナリン®テープ。

抗コリン薬

〈特徴〉

● アセチルコリンが副交感神経をブロックし，気管支を広げる．気道拡張作用は，気管支平滑筋のM_3受容体の拮抗作用によるもので，最も効果を示す．

● 抗コリン薬は吸入薬しかない．長年にわたり使用しても効き目が落ちないことが知られており，10年以上使用している療養者もいる．

● 長時間作用型は，1回の吸入で作用が12〜24時間持続する．

〈有害反応〉

● 前立腺肥大のある療養者では尿閉がある．そのほか緑内障の悪化，口渇などがある．

〈主な商品名〉

● アトロベント®，スピリーバ®．

メチルキサンチン類

〈特徴〉

● メチルキサンチン類は飲み薬しかない．吸入薬の気管支拡張薬と比較すると効果が劣るが，内服の場合は末梢気道の拡張作用に優れるため，労作時の息切れの改善をきたす．

● 気道の炎症を抑える効果も報告されている．

〈有害反応〉

● 悪心，心拍数増加などで，中毒症状では不整脈，痙攣を誘発する．

〈主な商品名〉

● テオドール®，ネオフィリン®，ユニフィル®LA.

吸入ステロイド薬

● 吸入ステロイド薬は，気道の炎症や腫れを抑える
  はたらきがあり，喘息治療では最も重要な薬剤で
  ある．

● COPD（慢性閉塞性肺疾患）の療養者で，急性増
  悪を繰り返す場合，吸入ステロイド療法が増悪を
  減らし，QOL を改善するといわれている．息苦
  しいときに吸入しても，即効性はない．

● 有害反応には，咽頭部の不快感，痛み，刺激感な
  どの症状，口腔内カンジダ症，嗄声などがある．

● 吸入薬も抗コリン薬・β_2 刺激薬・ステロイド薬
  の 2 成分もしくは 3 成分の複合配合吸入薬もあ
  る．療養者の状態にもよるが，いくつもの吸入薬
  を所持しなくても良いメリットがある．

吸入指導

吸入薬の特徴‥‥‥‥‥‥‥‥‥‥‥‥‥‥‥

● 気管支喘息治療薬や COPD（慢性閉塞性肺疾患）
  治療に欠かせない吸入薬は，単に飲むだけでない
  ため，**吸入薬独自の指導が必要**である．

● 吸入薬は薬が気道や肺，気管支などに直接届くこ
  とで効果が発現し，飲み薬より比較的少ない量で
  効果的治療ができ，有害反応も少ない．

● 長期間つづけて使ううえで，吸入薬は**安全性と効
  果の点から優れた薬であること**を療養者に説明す
  る．

指導のポイント‥‥‥‥‥‥‥‥‥‥‥‥‥‥‥

● 吸い込む力や速さは個人差が大きいので，説明書
  どおりに吸っているつもりでも，実際には効果的
  に吸入できていないこともある．

● 使用状況を薬の残量などから推測できても，実際
  の操作をみて確認しなければ本当に正しく吸入で
  きているかどうかはわからない．薬の器具が合っ

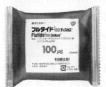

フルタイド®100 ディスカス吸入用
（グラクソ・スミスクライン株式会社）

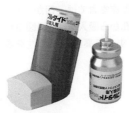

フルタイド®100μg エアゾール 60 吸入用
（グラクソ・スミスクライン株式会社）

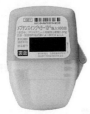

メプチンスイングヘラー® ドライパウダー吸入用
（大塚製薬）

図2 ◆吸入薬の例

ているかも含めて確認が必要である（**図2**）.
● 製薬会社に問い合わせると無料でパンフレットを
入手できたり，練習用薬を配布しているところも
ある. それらを指導・教育に用いると理解しやすい.

指導内容 ‥‥‥‥‥‥‥‥‥‥‥‥‥‥‥

● 口腔内乾燥が生じやすい人では，口腔内にカビが
つくことがあるため，吸入した直後のうがいを指
導する．

● 義歯使用療養者には，義歯をはずして義歯のすす
ぎ，頸部を後屈してのどの奥を洗うガラガラうが
い，頬の筋肉を動かして行うブクブクうがいを指
導する．

● 気管切開をしている療養者では，口から吸入する
のではなく，気管孔から吸入をする（図3）．
吸入指導時に考慮すべき高齢者の特性を表2に
示す．

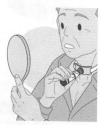

図3 ◆気管孔から吸入

表2 ◆吸入指導時に考慮すべき高齢者の特性

①物を大切にする習慣	製剤の交換時期（使用限度回数）を守らずに使いつづけることがある
②視力の低下	文字が小さい説明書は読まないことがある
③握力の低下	ボンベがしっかりと押せず，正しい量の薬が噴霧できないことがある．指先での操作が難しくなる
④前歯の欠損や義歯の使用	マウスピースがしっかりとくわえられない．口腔内に薬の刺激感がないと薬が出ていないと考えてしまう
⑤理解と行動の不一致	理解していても思いどおりに操作できないことがある

文献2）を参考に作成

◆引用・参考文献
1) 福地義之助, 植木純監:呼吸を楽にして健康増進——呼吸のセルフケアマネジメント. p.34 ～ 42, 照林社, 2011.
2) 日本呼吸ケア・リハビリテーション学会呼吸リハビリテーション委員会, 日本呼吸器学会ガイドライン施行管理委員会, 日本リハビリテーション医学会診療ガイドライン委員会・呼吸リハビリテーションガイドライン策定委員会, 日本理学療法士協会呼吸リハビリテーションガイドライン作成委員会編:呼吸リハビリテーションマニュアル——患者教育の考え方と実践. p.68 ～ 79, 照林社, 2007.
3) 金井秀樹:在宅での服薬を助ける工夫. 訪問看護と介護, 14 (4):286 ～ 290, 2009.
4) 萩田均司:薬剤師による訪問指導がもつ意義. 訪問看護と介護, l4 (4):277 ～ 281, 2009.
5) 木田厚瑞:息切れを克服しよう——患者さんのための包括的呼吸リハビリテーション. p.51 ～ 59, メディカルレビュー社, 2002.

呼吸器疾患の在宅での服薬指導

Memo

....

....

....

....

....

....

....

....

....

....

呼吸にかかわる疼痛ケア
息切れと呼吸苦

目的

* COPD療養者では，息切れへの恐怖感や不安感から活動に対して消極的になることを理解したうえでケアを行う．
* 口すぼめ呼吸や腹式呼吸を，歩行訓練や階段昇降などの筋力トレーニングのときから練習しておくよう指導する．

息切れの原因と対応

● 息切れとは，呼吸をするのに努力を必要としたり，不快感を自覚することである．健常な人でも山登りや激しい運動をすれば息切れを感じ，その動作は運動している時と同様に，安静時より多くのエネルギーを必要とする．

● 運動は筋肉を動かすためにエネルギーを必要とし，細胞がエネルギーをつくることにより酸素を多く消費する．

● 慢性閉塞性肺疾患（COPD）など慢性呼吸不全療養者では，息を吐きながら動作を行うと，息こらえをせずに，その動作がゆっくり行われるため，息切れが軽減する．

● 息こらえによって**酸素負債**[*1]が増加し，血行動態に大きな変化を及ぼすために息切れが生じやすくなる．ゆっくりと大きな呼吸パターンは換気の不均等を改善し，ガス交換率を高め，労作によって生じた低酸素血症からの回復促進に応用できる．

＊1 酸素負債：筋肉運動に伴う無酸素呼吸によって生じた乳酸を除去し，筋グリコーゲンを回復するために行われる呼吸に必要な酸素の量

息切れを起こしやすい動作

● 息切れを自覚する動作は，療養者によって異なる．それらを自覚してもらい，ふだんから注意をしてもらう．
代表的なものを以下に示す．

〈一時的に息を止める動作〉

● 呼吸を止めてしまうため，呼吸のリズムが乱れ，息苦しくなる．
● 洗顔，排便，重い荷物を持ち上げるなど

〈腹部に圧迫がかかる動作〉

● 横隔膜の動きが制限されるため，呼吸がしにくくなり息苦しくなる．
● 低いところのものをとる，草むしりをする，靴下やズボンをはくなど前かがみになる動作

〈上肢をあげる動作〉

● 上腕を肩より上にあげると，胸の動きが制限されて呼吸がしにくくなるため息苦しくなる．
● 高いところのものをとる，かぶりシャツの着脱，洗髪，洗濯物を干すなど

〈上肢を使用した反復動作〉

● 反復動作は，リズムがついてスピードが速くなり，力も入れ続けているため息苦しくなる．
● 歯磨き，身体を洗う，拭き掃除，掃除機をかけるなど

COPD 療養者の息切れ

● COPD では，呼吸機能低下に伴って労作時に呼吸困難が出現するようになり，**息切れへの恐怖感や不安感から活動に対して消極的になる**．
● それらが ADL の低下や QOL の低下につながり，

その結果，労作時の呼吸困難をさらに増す悪循環となってしまう．

- 労作に伴い呼吸が速くなって十分な呼出ができなくなり，「吐き残し」が徐々に増加すると，**動的肺過膨張**[*2] になり，「吐けないから吸えない」状況となり，息切れが生じる．
- 息切れがするからといって日常的に安静にするのではなく，息切れをコントロールしながら運動をして，悪循環を断ち切ることが重要である
- 息切れの性状や強さが適切に表現できることが重要で，**修正ボルグスケール**（**表1**）を使って苦しさを表現してもらう．

[*2] 動的肺過膨張　吸気開始時点において，気道圧よりも肺内の圧力か高い状態．すなわち肺に残圧が存在する場合を示す．肺弾性収縮圧の減弱に起因する場合が多い．

表1 ◆修正ボルグスケール

	息切れの強さを数字で直接表現してもらう	
0	感じない	(nothing at all)
0.5	非常に弱い	(very very weak)
1	やや弱い	(very weak)
2	弱い	(weak)
3		
4	多少強い	(some what strong)
5	強い	(strong)
6		
7	とても強い	(very strong)
8		
9		
10	非常に強い	(very very strong)

呼吸訓練

- 「口すぼめ呼吸」と「腹式呼吸」を併用することができると，たくさんの空気を肺の中に取り入れることが可能になる．
- 歩行訓練や階段昇降などの筋力トレーニングのときから口すぼめ呼吸や腹式呼吸を練習しておく

と，強い息切れが起きたときに対処できるように
なる.

口すぼめ呼吸

● 口すぼめ呼吸は，息を吸って，すぼめた口から吐
き出す呼吸方法で，その効果は，口をすぼめて息
を吐くと，気管支の内側に圧がかかる（**図1**）.
● 呼吸が速くなっても気管支のつぶれを防ぎなが
ら，吸った空気を効率よく吐き出すことができ，
息切れを予防することができる.
● 鼻から息を吸ったあと，軽くすぼめて時間を長め

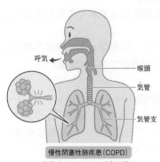

呼気

喉頭
気管
気管支

慢性閉塞性肺疾患（COPD）
気管支がつぶれて，空気が通り
づらい

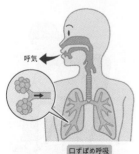

呼気

口すぼめ呼吸
口をすぼめて息を吐くと，気管支
の内側に圧がかかり空気が通る

図1 ◆ 口すぼめ呼吸の効果

にかけて（吸うときの約2〜5倍），口から息を
はく．吸った空気と同じ量の空気を吐き出すこと
が重要である．

腹式呼吸（横隔膜呼吸）
● 腹式呼吸は，横隔膜を使う呼吸法で，肺が広がる
ときに腹を膨らませて，より肺が膨らむようにス
ペースをつくる．
● COPD療養者には，肺が大きくなり横隔膜が引
き下げられ，腹式呼吸ができない方もいる．

呼吸が楽になる姿勢
● 呼吸が楽になる姿勢を知っておくことも大切であ
る．
● 座った姿勢の場合は，体を少し前に傾けて腕の位
置を固定することが重要である（**図2**）．

療養者の運動の評価
● 在宅で1人で運動を行う場合，修正ボルグスケー
ル3〜4の強さで行う運動が，一般的に安全か
つ効果的といわれている．

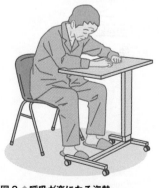
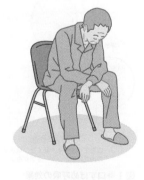

図2 ◆ 呼吸が楽になる姿勢

- 運動時に修正ボルグスケールで評価する習慣を身に付けてもらう（**表 1**）．

呼吸介助法

- リラクセーション（呼吸介助法と前傾体位）は，下部（胸郭）呼吸介助法（**図 3**）のような姿勢で，口すぼめ呼吸をさせる，療養者の呼吸にあわせて，徐々にゆっくりと深い呼吸を誘導していく．
- リラクセーションは，COPD の療養者が労作性の呼吸困難時や喘息発作時に，頸部や肩の呼吸補助筋群を用いた浅くて速い呼吸を行っている場合に適応となる．
- 肋骨柄の圧迫が強すぎると，療養者の苦痛となるため，力の入れすぎに注意する．
- 療養者に呼吸困難がある場合は，上部（胸郭）呼吸介助法（**図 3**）が有効である．

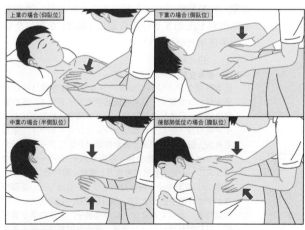

上葉の場合（仰臥位）

下葉の場合（側臥位）

中葉の場合（半側臥位）

後部肺低位の場合（腹臥位）

図 3 ◆ 呼吸介助法の圧迫方向

咳嗽介助

● 強い咳嗽は疲労しやすいため，徐々に咳嗽力が低下する．胸部を圧迫して咳をしやすいように介助する．

● 連続した強い咳嗽は，気管支や胸壁に対する衝撃が大きいため，療養者が胸部に筋肉痛のような痛みを訴えることがある．

ハッフィングの介助

● ハッフィング（強制呼出）は中枢気道の分泌物の除去に有効であり，咳をする前に行うと痰が出しやすくなる．

● 安静吸気のあと口と声門を開き，声を出さないようにしながら「ハーッ」と一気に強く最後まで息を吐きだす．介助者は強制呼気に合わせて胸部を圧迫する．

● 従来行われていた軽打法などは不整脈，気管支痙攣，低酸素血症などを起こすことがあり，近年では胸郭を圧迫する呼吸介助法（図3）を用いた排痰手技が行われている．

◆引用・参考文献
1) 日本呼吸ケア・リハビリテーション学会呼吸リハビリテーション委員会，日本呼吸器学会ガイドライン施行管理委員会，日本リハビリテーション医学会診療ガイドライン委員会・呼吸リハビリテーションガイドライン策定委員会，日本理学療法士協会呼吸リハビリテーションガイドライン作成委員会編：呼吸リハビリテーションマニュアル——患者教育の考え方と実践．照林社，2007.
2) 黒澤 一，佐野裕子：呼吸リハビリテーション——基礎概念と呼吸介助手技．p.72，学習研究社，2006.
3) 川越博美，山崎摩耶ほか，佐藤美穂子，木下由美子責任編：リハビリテーション看護．最新訪問看護研修テキスト ステップ2〈5〉，p.105〜112，日本看護協会出版会，2007.

4) 福地義之助, 植木純監:呼吸を楽にして健康増進——呼吸のセルフケアマネジメント. p.178 ～ 181, 照林社, 2011.

Memo

呼吸にかかわる疼痛ケア

Index

在宅看護技術ナースポケットブック

2022 年 5 月 5 日 　　　初 版　第 1 刷発行

編　　　集	角田　直枝	
発 行 人	小袋　朋子	
編 集 人	増田　和也	
発 行 所	株式会社 学研メディカル秀潤社	
	〒 141-8414 東京都品川区西五反田 2-11-8	
発 売 元	株式会社 学研プラス	
	〒 141-8415 東京都品川区西五反田 2-11-8	
印刷・製本	凸版印刷株式会社	

この本に関する各種お問い合わせ先
【電話の場合】
● 編集内容については Tel 03-6431-1237（編集部）
● 在庫については Tel 03-6431-1234（営業部）
● 不良品（落丁，乱丁）については Tel 0570-000577
　学研業務センター
　〒 354-0045　埼玉県入間郡三芳町上富 279-1
● 上記以外のお問い合わせは
　学研グループ総合案内 Tel 0570-056-710(ナビダイヤル)
【文書の場合】
● 〒 141-8418　東京都品川区西五反田 2-11-8
　学研お客様センター
　『在宅看護技術ナースポケットブック』係

N. Kakuta 2022. Printed in Japan
● ショメイ：ザイタクカンゴギジュツナースポケットブック